Lalit Chandra Boruah
Atool Chandra Bhuyan
Rajkumar Balakrishnan

Regeneração e Revascularização em Endodontia - Conceitos e Revisões

Lalit Chandra Boruah
Atool Chandra Bhuyan
Rajkumar Balakrishnan

Regeneração e Revascularização em Endodontia - Conceitos e Revisões

ScienciaScripts

Imprint

Any brand names and product names mentioned in this book are subject to trademark, brand or patent protection and are trademarks or registered trademarks of their respective holders. The use of brand names, product names, common names, trade names, product descriptions etc. even without a particular marking in this work is in no way to be construed to mean that such names may be regarded as unrestricted in respect of trademark and brand protection legislation and could thus be used by anyone.

Cover image: www.ingimage.com

This book is a translation from the original published under ISBN 978-620-2-01340-6.

Publisher:
Sciencia Scripts
is a trademark of
Dodo Books Indian Ocean Ltd. and OmniScriptum S.R.L publishing group

120 High Road, East Finchley, London, N2 9ED, United Kingdom
Str. Armeneasca 28/1, office 1, Chisinau MD-2012, Republic of Moldova, Europe
Printed at: see last page
ISBN: 978-620-7-67616-3

ÍNDICE

INTRODUÇÃO:

As abordagens convencionais para o tratamento da polpa dentária cariada ou traumaticamente envolvida estão atualmente limitadas ao capeamento pulpar ou à terapia do canal radicular. As recentes modalidades de tratamento aumentaram a taxa de sucesso na recuperação de dentes através da terapia endodôntica. Apesar destes avanços, muitos dentes continuam a não ser restauráveis devido a vários factores como a reabsorção apical, condições patológicas, fratura, raízes incompletamente formadas ou destruição cariosa dos tecidos duros dentários. Embora a terapia da polpa vital seja uma escolha muito popular, nem sempre é previsível e estas questões críticas levaram ao conceito de regeneração dos tecidos dentários. O melhor tecido para substituir o tecido perdido ou danificado de um indivíduo é o mesmo tecido natural saudável. Esta norma conduziu ao conceito de *engenharia ou regeneração de novos tecidos* a partir de tecidos pré-existentes, ou seja, para imitar a estrutura dentária com base na biologia; procedimento endodôntico regenerativo com aplicação de engenharia de tecidos[1]. A associação americana de endodontistas introduziu recentemente um novo código para comunicar procedimentos de regeneração pulpar como parte da Terminologia Dentária Atual da ADA 2011-2012.

O procedimento endodôntico regenerativo pode ser definido como um procedimento de base biológica concebido para substituir estruturas danificadas, incluindo a dentina e as estruturas radiculares, bem como as células do complexo polpa-dentina. Também pode ser definido como a criação e fornecimento de tecido para substituir dentes doentes, ausentes e traumatizados. Os procedimentos dentários regenerativos têm uma longa história, com origem por volta de 1952, quando o Dr. B.W.Hermann relatou a aplicação de hidróxido de cálcio num caso de amputação da polpa vital[2]. No final da década de 1980, um cientista de polímeros, Robert Langer, e um cirurgião de transplantes de órgãos, Joseph Vacanti, propuseram a possibilidade de gerar tecidos através da sementeira de células que produzem tecidos em andaimes biodegradáveis[3]. Esta abordagem à medicina regenerativa foi designada por engenharia de tecidos, que utilizou células estaminais para a engenharia de tecidos dentários, tendo sido explorada por Sharpe e Young através da engenharia de dentes de murino utilizando células estaminais dentárias. Posteriormente, os procedimentos dentários regenerativos incluíram a regeneração tecidular guiada, a regeneração óssea guiada, a osteogénese de distração, o aumento ósseo, etc. Os objectivos do procedimento endodôntico regenerativo são gerar um complexo dentina-polpa, regenerar a polpa coronal danificada, como as que se seguem à exposição cariosa, e regenerar raízes reabsorvidas, dentina cervical ou apical[2].

A engenharia de tecidos é potencialmente revolucionária, uma nova forma de tratar lesões ou doenças com uma vasta gama de benefícios médicos. Em 1988, a National Science Foundation dos EUA definiu-a como "a aplicação dos princípios e métodos da engenharia e das ciências da vida para a compreensão fundamental da estrutura e das relações funcionais nos tecidos normais e patológicos dos mamíferos e para o desenvolvimento de substitutos biológicos que restaurem, mantenham ou melhorem a função dos tecidos[4]. Uma vez que se trata de um domínio da restauração funcional da estrutura dos tecidos e da fisiologia dos tecidos danificados, é essencial compreender o processo de reparação e regeneração, que são procedimentos fundamentalmente diferentes.

A reparação dos tecidos é lenta e minimiza a vulnerabilidade das células a condições anómalas. A regeneração é um processo rápido e é capaz de recapitular muitos, mas não todos, os passos da formação dos tecidos. O resultado final do processo de reparação é uma cicatriz fibrosa, ao passo que o produto final da regeneração é um tecido com características indistinguíveis do material original[5]. A tríade da engenharia de tecidos inclui a entrega de células estaminais saudáveis diretamente no local do tecido para repor a perda de células, a entrega de moléculas indutoras de tecidos ou morfogénios para estimular as células hospedeiras a funcionarem corretamente e o desenvolvimento de um suporte 3d de matriz extracelular no interior do qual as células crescem para criar um substituto de tecido 3d.

Todos os tecidos têm origem em células. A descoberta de células estaminais na polpa de dentes permanentes e decíduos levantou possibilidades intrigantes de utilização de células estaminais na engenharia de tecidos. As células estaminais são células indiferenciadas com uma elevada capacidade de proliferação, capacidade de auto-renovação e potencial de diferenciação em várias linhas. Além disso, em muitos tecidos, funcionam como uma espécie de sistema interno de reparação, dividindo-se essencialmente sem limites para repor outras células enquanto a pessoa ou o animal estiver vivo. O principal papel das células estaminais adultas no organismo vivo é manter e reparar o tecido em que se encontram. Estas células residem em zonas específicas de cada dente, designadas por nicho de células estaminais.

A engenharia de tecidos depende de suportes de biomateriais tridimensionais para suportar o volume de tecido regenerado e interagir com moléculas de adesão específicas e, possivelmente, com receptores de factores de crescimento nas células-alvo. Idealmente, os suportes orientam a migração das células progenitoras e estimulam a sua expansão e diferenciação.

A estimulação bioquímica da regeneração dos tecidos exige o desenvolvimento de sistemas de entrega capazes de fornecer factores de crescimento a uma taxa adequada, numa dose apropriada, durante um período de tempo adequado, e que também proporcionem um suporte adequado para o crescimento e a proliferação celulares. A regeneração da maioria dos tecidos requer normalmente a expressão de vários factores de crescimento, cujos efeitos podem ser mitogénicos, quimiotácticos, morfogénicos ou apoptóticos, dependendo do tipo de célula a que o fator de crescimento é exposto, da concentração do fator de crescimento e da presença de outros factores de crescimento. As interacções das biomoléculas no controlo do crescimento e desenvolvimento dos tecidos ainda não foram totalmente elucidadas. Os progressos recentes nas células progenitoras e nos mecanismos de recapitulação na polpa dentária também abriram canais para a revascularização e regeneração do nervo na polpa. A estratégia de transplante celular reflecte verdadeiramente a natureza multidisciplinar da engenharia de tecidos, uma vez que requer o clínico ou cirurgião, o bioengenheiro e o biólogo celular[6].

Em geral, na endodontia regenerativa, a polpa é construída a partir do interior do dente danificado. O dente com polpa regenerada necessitará de uma restauração nitidamente mais pequena e também será capaz de manter a função de proprioreceptividade dos dentes, mas esta tecnologia é dispendiosa e sensível à técnica e não é um processo natural. Cada nova investigação tem obstáculos a ultrapassar. Os cientistas têm de encontrar soluções para evitar a rejeição das células, especializar o comportamento das células, o longo período de erupção dos dentes, a identificação das células estaminais adequadas, a expressão e regulação das proteínas de superfície, o ciclo celular lento, a longevidade das células indiferenciadas e as questões éticas. No entanto, o desenvolvimento de abordagens biológicas para a reconstrução dentária utilizando células estaminais é promissor e continua a ser um dos maiores desafios da endodontia nos próximos anos, substituindo as modalidades de tratamento existentes na prática clínica.

HISTÓRIA DA ENDODONTIA REGENERATIVA

Civilizações primitivas - domesticação de plantas e animais, importante demonstração dos primórdios da engenharia genética, conduziu ao desenvolvimento da agricultura

1800's: Mendel - estabeleceu as bases para o campo da genética

Início dos anos 1900: - Morgan utilizou moscas, identificou os cromossomas como a região da célula onde os genes são armazenados

De Vries descreveu as primeiras mutações em plantas - redescobriu o trabalho de Mendel. Os gregos antigos são reconhecidos pelo conhecimento dos poderes regenerativos naturais do fígado. Como castigo por ter roubado o segredo do fogo aos deuses do Olimpo, Prometeu foi condenado a que uma águia comesse todos os dias uma porção do seu fígado. O seu fígado regenerar-se-ia de um dia para o outro, proporcionando à águia uma fonte de alimento inesgotável e a Prometeu uma tortura eterna.

A capacidade de regeneração de um ser vivo real foi registada já em 330 a.C., quando Aristóteles observou que um lagarto podia fazer crescer de novo a ponta perdida da sua cauda.

Em finais de 1700, Spallanzani relatou que o Newt podia regenerar um membro completo.

Cowan foi um dos primeiros nos EUA a introduzir uma técnica que isola as células estaminais do sangue do dador, ao mesmo tempo que esgota as células T naturais do dador.

1964- Marshall Urist, descobriu a "proteína morfogénica óssea" (BMP), a partir de pó de osso seco.

Década de 1980 - Joseph P. Vacanti (cirurgião de transplante de órgãos) e Robert S. Langer (químico de polímeros) conceberam a ideia de colocar as células de um órgão ou tecido num suporte biodegradável pré-fabricado com o objetivo de gerar tecidos para transplante.

1994-Nakashima *et al* mostraram um aumento da deposição de dentina reparadora in vivo após a aplicação de medicação de capeamento pulpar contendo moléculas sinalizadoras como as proteínas morfogenéticas ósseas (BMPs).

1995 - o fator de crescimento transformador beta (TGFβ), as proteínas morfogenéticas ósseas (BMPs) e os factores de crescimento de fibroblastos (FGFs) foram reservatórios na matriz dentinária foi estabelecido por Ruch *et al*.

2000-Yelick *etal* semearam culturas de células germinativas dentárias em suportes biodegradáveis.

2003- Shi e Gronthos sugeriram nichos de células estaminais nos dentes: a alça cervical e nichos perivasculares contendo células estaminais mesenquimais.

2003-Miura *et al* isolaram progenitores mesenquimais da polpa de incisivos decíduos, designando-os por SHED (Stem cells from Human Exfoliated Deciduous teeth), que apresentavam uma elevada plasticidade.

2005 - Nakashima et al - Aplicação da engenharia de tecidos na regeneração da polpa e dentina em endodontia.

2006- Sonoyama *et al* -Descoberta e isolamento de uma nova população de células estaminais mesenquimais que residem na papila apical dos dentes incompletamente desenvolvidos, designadas por células estaminais da papila apical (SCAP).

2007 - Murray P et al - Foram apresentadas tecnologias potenciais para a Endodontia Regenerativa que aguardam aprovação da Food and Drug Administration.

COMPLEXO DENTINA-POLPA

A polpa dentária é um tecido mole heterogéneo localizado no centro dos dentes, que contém uma variedade de tipos de células e moléculas de matriz extracelular. Tanto a dentina como a polpa são derivadas de células da crista neural. A polpa dentária é um tecido altamente vascularizado com abundantes nervos mielinizados e não mielinizados. Esta propriedade está correlacionada com as outras duas funções principais da polpa dentária, que são fornecer nutrição à dentina e funcionar como um bio-sensor para detetar estímulos prejudiciais à saúde. A polpa dentária é encapsulada dentro de paredes rígidas de dentina e forma com a dentina uma entidade embriológica e funcional conhecida como complexo dentina-polpa. A única ligação entre a polpa dentária e o tecido circundante é feita através dos minúsculos ápices radiculares. Todos os principais vasos sanguíneos e drenagens linfáticas da polpa dentária passam pelos ápices da raiz do dente, o que faz do ápice a principal via de nutrição e troca de resíduos do dente. Em alguns dentes, existem também aberturas muito mais pequenas de canais laterais, localizadas perto do forame apical. Esta acessibilidade limitada e o ambiente pouco resistente da polpa dentária dificultam a eliminação da inflamação, uma vez que esta tenha ocorrido[8].

Odontoblastos e dentinogénese

A resolução bem-sucedida dos tratamentos restauradores depende do aproveitamento e da utilização das respostas naturais de reparação das populações de células pulpares, especialmente dos odontoblastos. Os odontoblastos são células pós-mitóticas altamente diferenciadas que regulam a síntese, a secreção e a mineralização da dentina ao longo da vida. As outras populações de células pulpares que ocupam a camada subodontoblástica e o núcleo pulpar são importantes no apoio à dentinogénese, mas não parecem desempenhar um papel direto na secreção da matriz dentinária. A manutenção e a reparação da dentina são realizadas pela atividade secretora das células odontoblásticas. Os odontoblastos estão localizados perifericamente à volta da polpa, com o seu processo celular a atravessar a dentina, e foi demonstrado que estas células detectam e respondem a lesões na dentina após cáries e procedimentos dentários restauradores. Foi observado que a taxa de secreção de dentina pelos odontoblastos varia de acordo com a cronologia e as circunstâncias da sua secreção[8].

A dentina pode ser classificada como de origem primária, secundária ou terciária. Nos seres humanos, a dentina primária é secretada a uma taxa de aproximadamente 4 mm/d durante o desenvolvimento do dente até a conclusão da formação da raiz. Depois disso, a dentina secundária fisiológica é depositada a uma taxa reduzida de aproximadamente 0,5 mm/d ao longo do limite polpa-dentina durante toda a vida. Essencialmente, os odontoblastos entram num estado de repouso após a dentinogénese primária, e a taxa limitada de formação de dentina secundária ao longo de várias décadas representa um nível basal de atividade. No entanto, se a dentina for danificada, a síntese e a secreção de dentina são reguladas pelos odontoblastos subjacentes para fornecer proteção à polpa. O aumento da secreção de dentina é chamado de *dentinogénese terciária* porque é uma resposta regenerativa da dentina pelos odontoblastos[8].

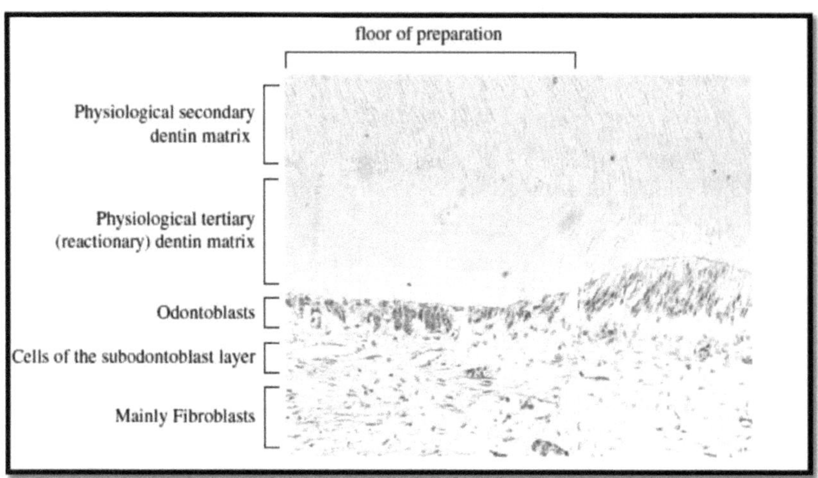

Formação de dentina terciária

O complexo dentina-polpa tem um potencial regenerativo natural que leva à formação de dentina terciária. O processo de secreção de dentina terciária pode ser classificado como de origem reacionária, dependendo da gravidade da resposta inicial e das condições em que a matriz de dentina foi secretada. A secreção de dentina reactiva é a principal resposta pós-operatória de reparação de odontoblastos a uma restauração cavitária não exposta que foi cuidadosamente cortada na dentina de um dente. Estima-se que a taxa de formação de dentina de reação seja de 1,5 mm/d. Esta taxa é aproximadamente três vezes superior à taxa de mineralização normal da dentina secundária. A secreção de dentina reactiva é iniciada em resposta a eventos ambientais e acidentais, tais como cárie, atrito, abrasão, erosão, trauma acidental e dentisteria restauradora.

A sobrevivência dos odontoblastos é um processo multifatorial e estes factores podem desempenhar um papel individual ou cumulativo no grau de lesão dos odontoblastos. Se os odontoblastos não forem lesados ou forem ligeiramente lesados, é provável que não se observe um aumento da dentinogénese nos dentes. Se os odontoblastos forem destruídos devido à lesão da dentina ou à exposição da polpa, não será possível realizar uma reparação reacional da dentina, uma vez que não restam células secretoras de odontoblastos funcionais. Em vez disso, a reparação da dentina pulpar é realizada por uma forma completamente diferente de dentina terciária chamada *dentinogénese reparadora*[8] . A forma reparadora da dentinogénese terciária é um processo biológico muito mais complexo do que o tipo reativo, porque envolve a diferenciação, proliferação e migração de uma nova população de células para substituir os odontoblastos que foram destruídos. Um fator importante que influencia a gravidade da lesão da dentina pulpar, a sobrevivência dos odontoblastos e a sua secreção de dentina terciária é a espessura da dentina remanescente da preparação dentária.

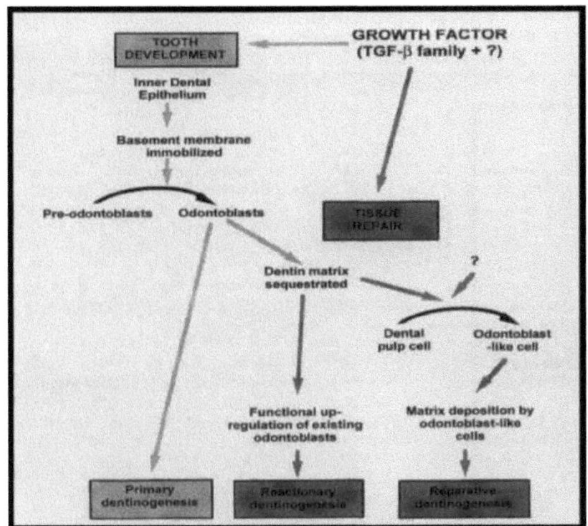

Formação de dentina reparadora

A polpa dentária tem uma capacidade bem documentada de formar barreiras de tecido duro chamadas dentina reparadora após o capeamento direto da polpa ou pulpotomia. Se a dentinogénese reparadora se formar ao longo do local da ferida de uma exposição pulpar, é designada por ponte de *dentina* (doravante designada por ponte de dentina reparadora). Idealmente, uma ponte de dentina reparadora estabelece o fecho dentinário completo do tecido pulpar; a sua presença após o capeamento da exposição pulpar é observada em 90% das polpas humanas e é considerada um sinal de cicatrização bem sucedida. A estrutura da ponte de dentina reparadora pode assemelhar-se à matriz de dentina secundária fisiológica tubular, à osteodentina atubular, à sobrevivência dos odontoblastos ou à fibrodentina globular.

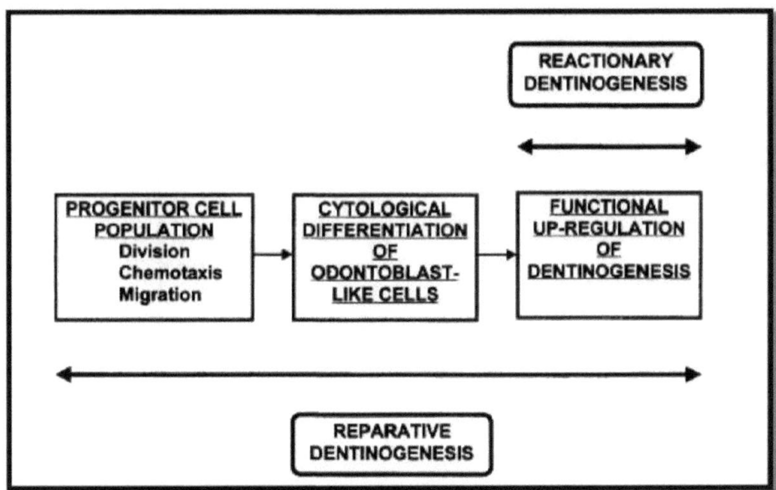

A dentina do dente e a ponte de dentina reparadora fornecem melhor proteção para o tecido pulpar do que qualquer material de restauração. A capacidade da ponte de dentina reparadora para selar o local da lesão dentária depende da atividade das células estaminais da polpa dentária[8] .

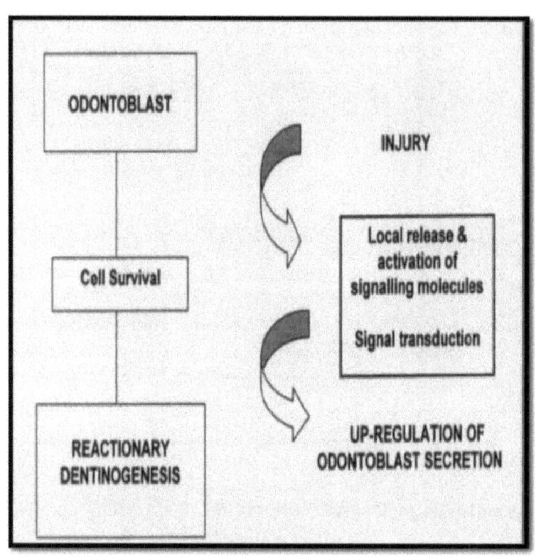

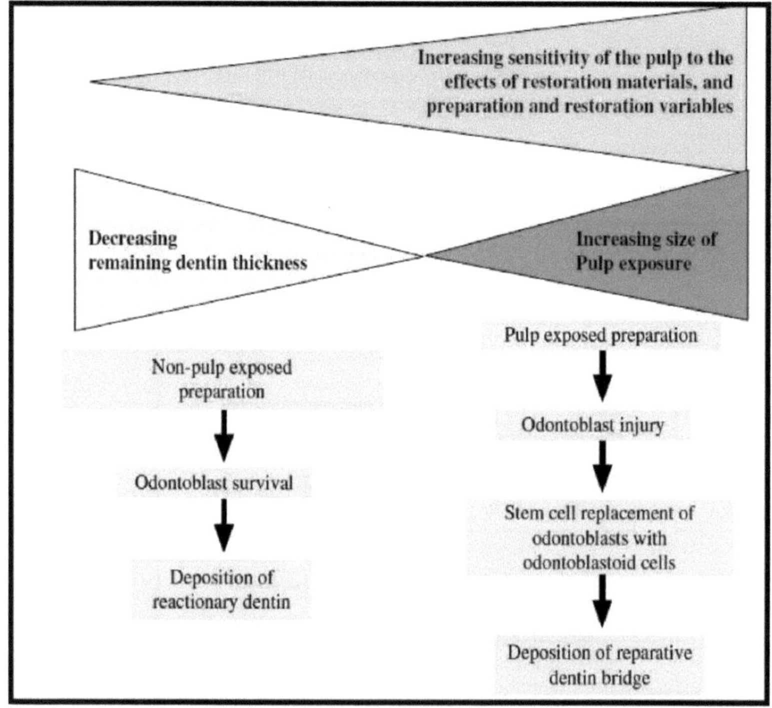

A NÍVEL CELULAR

Normalmente, um tipo especial de molécula é produzido por uma célula (ou seja, a célula sinalizadora) e detectado por outra (ou seja, a célula alvo) através de um recetor proteico, que reconhece o sinal e responde especificamente à molécula sinalizadora. O recetor proteico é o primeiro passo numa série de eventos de transdução de sinal na célula alvo, em que o sinal extracelular recebido é convertido em sinais intracelulares que orientam o comportamento da célula.

O sinal molecular para induzir a diferenciação dos odontoblastos e a subsequente estimulação para a secreção de matriz dentinária por estas células é uma classe de moléculas denominadas factores de crescimento GFs. Os GF são pequenas células proteicas com efeitos bioactivos em várias actividades e comportamentos celulares, incluindo a divisão, diferenciação e migração celulares[9].

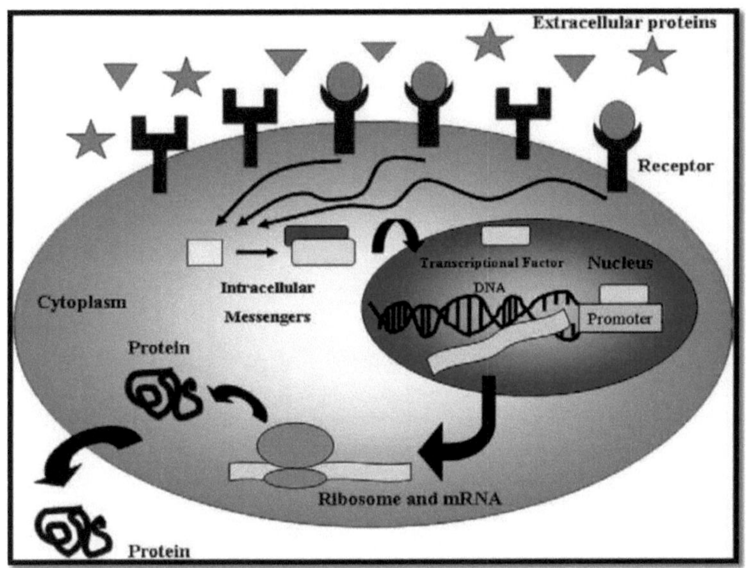

Durante o processo carioso, os ácidos libertados pelo biofilme bacteriano difundem-se pelos tecidos dentários e dissolvem o esmalte e a matriz dentinária. A matriz dentinária possui moléculas biologicamente activas que têm a capacidade de influenciar os eventos celulares no complexo dentinopulpar, quando libertadas durante a desmineralização induzida pela cárie. Existem receptores específicos para cada GF na superfície celular. Ligado ao recetor, o GF desencadeia uma cascata de sinalização intracelular que terá um efeito no comportamento e função da célula.

A maioria dos receptores de superfície celular está associada aos canais iónicos, às proteínas G ou às enzimas. A natureza do sinal intracelular desencadeado quando a molécula sinalizadora se liga ao recetor dependerá do tipo de célula-alvo e da associação ocorrida. Os receptores ligados a enzimas tornaram-se conhecidos devido à sua função nas respostas aos GFs. A maioria destes factores actua como mediadores locais e só são necessários em concentrações muito baixas. As respostas a eles são caracteristicamente lentas e

11

requerem várias etapas de transdução intracelular, que, no final, levarão a mudanças na expressão gênica. A maior classe de receptores associados a enzimas é aquela cujo domínio citoplasmático funciona como um recetor tirosina quinase (RTK)[9] , fosforilando cadeias laterais de tirosina em proteínas intracelulares seleccionadas ou Rho quinase e proteínas da família Rac[8] inclui a maioria dos receptores de FGs. Podem atuar quer diretamente para regular a função da célula endotelial quer indiretamente para regular a expressão de outros FGs por diferentes tipos de células.

A comunicação celular pode ocorrer de forma endócrina, parácrina ou autócrina. No primeiro caso, as hormonas são libertadas para o espaço extracelular, entram nos capilares sanguíneos e espalham-se pelo corpo, actuando à distância sobre a célula-alvo. Na forma parácrina, os sinais químicos actuam próximo do local de secreção, afectando outros tipos de células que não as que originaram o sinal. Na forma autócrina, os sinais químicos actuam no local da secreção, afectando o mesmo tipo de célula que emitiu o sinal[9] .

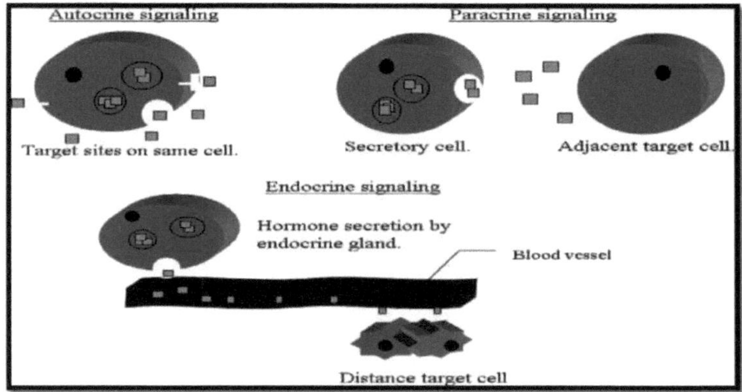

INTERACÇÕES MOLECULARES :

Entre os numerosos factores de crescimento normalmente expressos durante a odontogénese primária, os membros da superfamília do fator de crescimento transformador beta (TGF-beta), incluindo vários membros da família das proteínas morfogenéticas ósseas (por exemplo, BMP-2, BMP-7), e o fator de crescimento semelhante à insulina-1 (IGF-1) parecem desempenhar um papel fundamental na indução da diferenciação de células odontoblastóides a partir de células pulpares progenitoras. Alguns destes factores de crescimento são incorporados na matriz de dentina em desenvolvimento durante a formação inicial do dente, formando um reservatório a partir do qual podem ser libertados após a rutura da dentina. Pode ser utilizada a nestina, que é um excelente marcador de odontoblastos diferenciados, enquanto o notch está envolvido no processo de especificação do destino e proliferação celular. Durante a dentinogénese, a notch é expressa em células da camada subodontoblástica, que estão comprometidas com um destino odontoblástico. Em contrapartida, a nestina é detectada nos odontoblastos. Durante a regeneração, a expressão de notch 2 pode ser activada em células subodontoblásticas indiferenciadas que estão envolvidas numa via de diferenciação que conduz a nestina positiva

odontoblastos ou fibroblastos da polpa. Desta forma, a ativação da notch e da nestina após uma lesão ou durante a regeneração pode assegurar um equilíbrio contínuo entre odontoblastos diferenciados e progenitores empenhados em tornar-se odontoblastos[10].

FONTES DE CÉLULAS ESTAMINAIS DA POLPA:

A origem das células odontoblastóides que substituem os odontoblastos e segregam pontes de dentina reparadoras tem-se revelado controversa. Os investigadores propuseram que as células da camada rica em células subodontoblásticas ou da zona de Hohl adjacente aos odontoblastos se diferenciam em odontoblastóides. Os resultados da autoradiografia não mostraram qualquer marcação na camada de odontoblastos existente ou numa localização específica da polpa. Os achados apoiaram a teoria de que as células estaminais progenitoras das células odontoblastóides são células mesenquimatosas indiferenciadas residentes. As origens destas células podem estar relacionadas com os odontoblastos primários, porque durante o desenvolvimento do dente, apenas a população de células derivadas da crista neural da papila dentária é capaz de responder especificamente ao sinal indutor mediado pela membrana basal para a diferenciação dos odontoblastos.

As células estaminais são definidas pela sua capacidade de divisão assimétrica, em que uma única divisão celular pode dar origem a uma célula idêntica à célula-mãe, a uma nova célula estaminal e a outra célula mais diferenciada. Esta última pode ser pré-determinada se surgir a partir de uma célula estaminal comprometida, enquanto as células estaminais pluripotentes podem dar origem a diversos descendentes. As células estaminais comprometidas surgem a partir destas células estaminais pluripotentes, como a célula estaminal mesenquimal adulta ou a célula estaminal embrionária. Embora nos adultos as células estaminais mesenquimatosas residam no tecido hematopoiético, as células estaminais comprometidas localizam-se frequentemente nas camadas profundas dos tecidos, estando posicionadas para restaurar continuamente as células externas dos tecidos perdidas durante o envelhecimento ou mobilizar-se rapidamente para restaurar a função após uma doença ou um traumatismo.

As células estaminais mesenquimais podem ter o potencial de regenerar estruturas dentárias humanas doentes, perdidas e em falta.

CÉLULAS ESTAMINAIS DA POLPA DENTÁRIA - REGULAÇÃO MOLECULAR

A migração direcional das células estaminais é necessária para o desenvolvimento embrionário e para a manutenção homeostática e reparação de órgãos e tecidos lesionados em adultos. Na ausência de migração, a contribuição das células estaminais para o desenvolvimento de órgãos e tecidos funcionais não seria possível, uma vez que todas as células estaminais têm de migrar para os locais onde são necessárias para funcionar. A família Rho de GTPases constitui uma família de mensageiros intracelulares que são regulados pela sua localização e estado de ativação. A Rho parece exercer efeitos importantes na contração e descolamento celular, enquanto a Rac exerce efeitos necessários para a migração dirigida de células polarizadas. Cdc42 ativa muitos dos mesmos receptores que Rac, mas os seus efeitos parecem limitados aos que envolvem a morfologia celular e o desenvolvimento de lamilopódios. Quando Rac actua na extremidade anterior das células em migração, Rho é inactivada ou desintegrada. Pelo contrário, na extremidade caudal das células estaminais em migração, a Rho activada associa-se à sua quinase Rho.

A atividade cinase de Pak-1 é reforçada quando se liga a Rac na sua forma "activada" por GTP. Os alvos da enzima que são essenciais para a mobilidade não são claros, mas foram implicadas as miosina-quinases activadas pelos produtos da quinase P13, a quinase de stress p38 e a contractibilidade celular. No núcleo, a proteína supressora de tumores p27 kip liga-se com a sua região amino-terminal (N) a complexos de ciclinas e cinases dependentes de ciclinas (CDKs) para inibir a proliferação celular. Quando fosforilada, a p27 kip1 pode deslocar-se para o citoplasma, onde, como demonstrado por Besson e colegas, se liga através do seu terminal carboxi a RhoA e interage com a ativação de RhoA por factores de troca de nucleótidos de guanina.

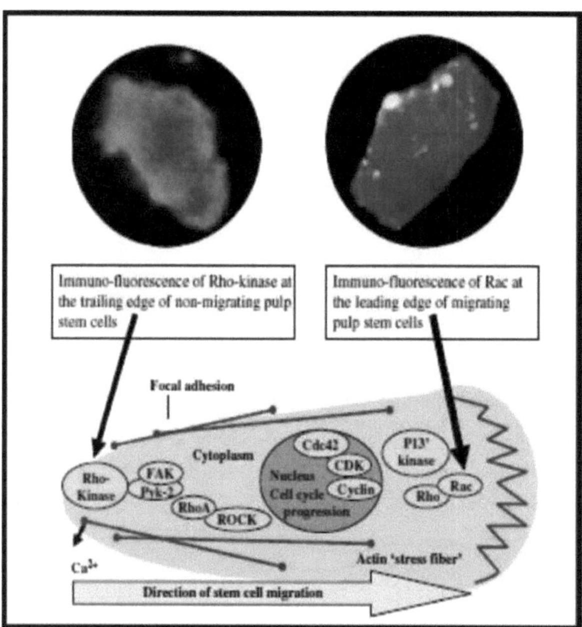

RhoA, Cdc42 e Rac regulam as alterações do citoesqueleto necessárias para a migração celular. A Cdc42 e a Rac actuam principalmente na parte da frente das células polarizadas e regulam a protrusão impulsionada pela actina e a formação de novas adesões necessárias para o movimento para a frente. A RhoA, através da proteína cinase associada à Rho (ROCK), actua principalmente na parte posterior e determina (entre outros processos) a renovação dos sítios adesivos, conhecidos como adesões focais e retração posterior. Ao interferir com a ativação da RhoA, uma quinase de adesão focal (FAK) inibe ou promove a migração celular, dependendo do tipo de célula. A migração das células estaminais da polpa dentária parece ser controlada por um equilíbrio na ativação da Rac/Rho-quinase. Quando a Rac é activada, a célula migra para a frente; quando a Rho-quinase é activada, a célula permanece fixa na sua posição. Estas proteínas são alvos úteis para o desenvolvimento de fármacos destinados a controlar a migração das células estaminais como parte de terapias de engenharia.

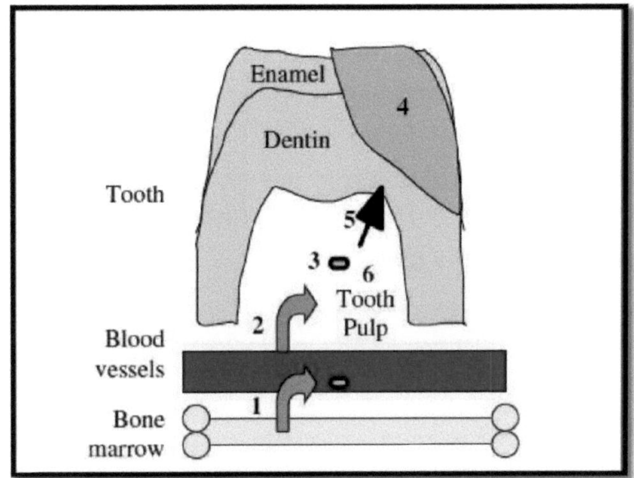

(1)   As células estaminais mesenquimais pluripotenciais residem na medula óssea.

(2)   Estas células são mobilizadas para a circulação em resposta a factores específicos gerados durante uma lesão ou infeção. Localizam-se no local onde são necessárias através de migração quimiotáctica através do tecido local e diferenciam-se em células estaminais comprometidas.

(3)   Nos dentes, são conhecidas como células estaminais da polpa.

(4)   As lesões dentárias estimulam a migração e a diferenciação das células estaminais da polpa

(5)   O que resulta na restauração da estrutura dentária,

(6)   Enquanto a divisão celular assimétrica mantém a população de células estaminais da polpa [8].

Em dentes expostos à polpa, verificou-se que as lascas de dentina estimulam a formação de pontes de dentina reparadoras. As lascas de dentina podem fornecer uma matriz para a fixação das células estaminais da polpa e também ser um reservatório de factores de crescimento. A atividade reparadora natural das células estaminais da polpa em resposta às lascas de dentina fornece algum suporte para a utilização de estruturas para regenerar o complexo dentina-polpa.

A origem das células progenitoras pulpares permanece elusiva, embora evidências recentes sugiram que elas estejam associadas às células musculares lisas e aos pericitos dos vasos sanguíneos pulpares. A migração destas células estaminais recém-proliferadas para o local da lesão pode, em parte, ser mediada pela lesão endotelial. Os glucocorticosteróides também podem desempenhar um papel na promoção da diferenciação das células progenitoras mesenquimais multipotenciais pulpares em células semelhantes a odontoblastos.

A resposta parece ser as células estaminais epiteliais dos dentes. Os seres humanos têm apenas duas séries de dentes durante a sua vida e, uma vez formada a segunda série, estes dentes param de crescer. Os incisivos dos ratos e dos coelhos, no entanto, crescem continuamente ao longo da vida. É por isso que estes animais precisam de roer. Se não rangerem os dentes da frente, estes continuam a crescer e podem impedir o animal de comer. Assim, estes incisivos têm células estaminais tanto para o mesênquima como para o componente epitelial. A célula estaminal epitelial dos incisivos do rato parece estar localizada na extremidade apical do dente (longe da coroa, numa região conhecida como retículo estrelado). Nos molares de rato e em todos os dentes humanos, essa área é perdida após a formação da coroa, e as células precursoras de ameloblastos que permanecem formam a raiz do dente (Harada et al. 1999; Tummers e Thesleff 2003).

Os vertebrados não mamíferos podem formar dentes vezes sem conta (pense-se nas múltiplas filas de dentes numa mandíbula de tubarão, por exemplo). Huysseune e Thesleff (2004) apresentaram

provas de que estes animais são capazes de o fazer porque o epitélio na base do seu dente

Os gomos formam uma protuberância que contém células estaminais epiteliais.

<u>CONCEITOS DE ENGENHARIA DE TECIDOS</u>

A engenharia de tecidos ou medicina regenerativa foi definida como "um campo interdisciplinar que aplica os princípios da engenharia e das ciências da vida ao desenvolvimento de substitutos biológicos para a reparação ou regeneração da função de tecidos ou órgãos". A medicina regenerativa enfatiza uma transição da substituição de órgãos com materiais duráveis bioinertes ou biocompatíveis para uma concentração na substituição de órgãos com base em células.

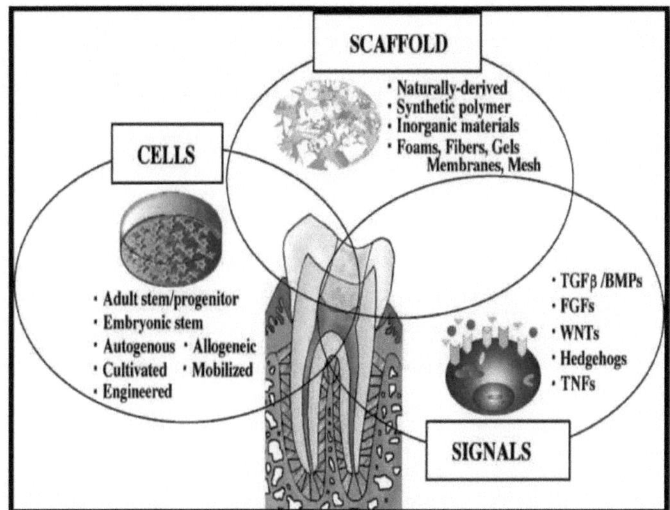

A engenharia de tecidos pode ser dividida, em termos gerais, em

1. Engenharia de tecidos ex-vivo

2. Engenharia de tecidos in vivo

3. Engenharia de tecidos extracorporal ou ex-vivo

Engenharia de tecidos ex-vivo

A engenharia de tecidos extracorporal ou ex-vivo envolve a expansão, diferenciação ou modificação de células progenitoras em cultura, que depois se organizam em tecidos funcionais através da sinalização célula-célula, produção de biomoléculas e formação de matriz extracelular. Os produtos de engenharia de tecidos ex-vivo podem ser totalmente funcionais no momento da implantação ou, mais frequentemente, ter o potencial de integração e maturação posterior após a implantação. Esta engenharia requer a colheita de células progenitoras em várias fases de diferenciação para expansão e maturação em suportes adequados em cultura e subsequente implantação.

Complicações enfrentadas

• Disponibilidade de células progenitoras,

- Dificuldade em cultivar alguns tipos de células progenitoras,

- A necessidade de um padrão celular e de um controlo topográfico,

- A necessidade de proporcionar uma microcirculação para o desenvolvimento de tecidos maiores e biologicamente significativos

- Acrescenta um custo significativo ao tratamento,

- A expansão da cultura está repleta de riscos de contaminação com bactérias ou vírus.

- Limita a utilidade deste tipo de engenharia de tecidos em doentes com esperança de vida limitada.

- Além disso, há provas de que as células autólogas podem tornar-se imunogénicas através de uma cultura in vitro prolongada.

Engenharia de tecidos in vivo ou in situ

A engenharia de tecidos in-vivo ou in-situ depende da proliferação e diferenciação in-vivo de células progenitoras em suportes, ou da administração de factores de crescimento que recrutam células progenitoras e aumentam a sua expansão e diferenciação. A engenharia de tecidos in vivo utilizando células progenitoras, em que o doente actua como o seu próprio bioreactor, dispensa a modelação celular e a microcirculação, uma vez que a maioria das construções contendo células progenitoras se auto-monta em tecidos histologicamente reconhecíveis.

Vantagens em relação ao ex-vivo

Tal como acontece com a engenharia de tecidos extracorporal, as técnicas que utilizam o transplante autólogo de células progenitoras são limitadas pela necessidade de colheita de células progenitoras e, por vezes, de expansão ex-vivo antes da implantação. Este tipo de engenharia de tecidos in-situ foi concebido para compensar uma deficiência no número ou na função das células progenitoras, como pode ocorrer com irradiação prévia, cicatrizes ou vascularização comprometida. Quando a disponibilidade in vivo de células progenitoras não é motivo de preocupação, a utilização de factores de crescimento ou de outros estímulos externos para recrutar e estimular a proliferação e a diferenciação de células progenitoras *in vivo* é um empreendimento atrativo, mas complicado[6].

Estratégias de engenharia de tecidos

Atualmente, as estratégias utilizadas para a engenharia de tecidos podem ser categorizadas em três classes principais: abordagens condutivas, indutivas e de transplante de células. Todas estas abordagens utilizam tipicamente um componente material, embora com objectivos diferentes.

1) As abordagens condutoras utilizam biomateriais de uma forma passiva para facilitar o crescimento ou a capacidade regenerativa do tecido existente. Um exemplo é a utilização de membranas de barreira na regeneração guiada de tecidos por Nyman et al. foram os primeiros a utilizar com êxito mecanismos osteocondutores para proporcionar um meio de cicatrização selectiva de feridas, apoiando os crescimentos das células periodontais de suporte, ao mesmo tempo que excluíam as células epiteliais gengivais e as células

do tecido conjuntivo dos locais de reconstrução.

2) A segunda grande estratégia de engenharia de tecidos (indução) envolve a ativação de células na proximidade do local do defeito com sinais biológicos específicos. As origens deste mecanismo estão enraizadas na descoberta das proteínas morfogenéticas ósseas (BMPs). Urist demonstrou pela primeira vez que era possível formar osso novo em locais não mineralizados, ou ectópicos, após a implantação de osso em pó (osso desmineralizado e triturado em partículas finas). O osso em pó continha proteínas (BMPs), que se revelaram os elementos-chave para induzir a formação óssea. Uma limitação das abordagens indutivas é que os factores indutivos para um determinado tecido podem não ser conhecidos.

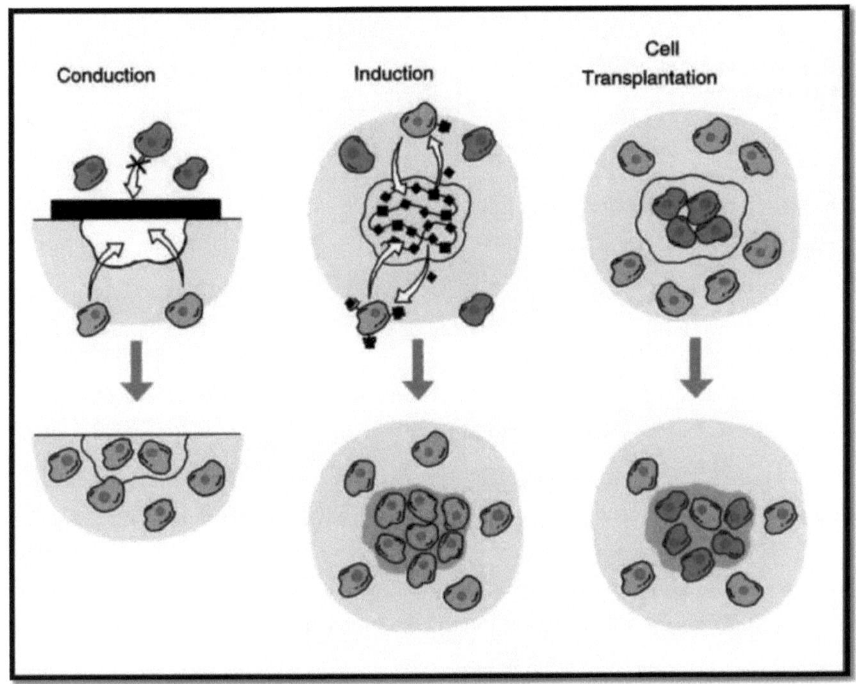

3) A terceira abordagem da engenharia de tecidos, o transplante de células, envolve o transplante direto de células cultivadas em laboratório. A estratégia de transplante de células reflecte verdadeiramente a natureza multidisciplinar da engenharia de tecidos, uma vez que requer o clínico ou cirurgião, o bioengenheiro e o biólogo celular. O clínico tem de efetuar uma biopsia a uma pequena amostra de tecido que contenha as células de interesse.

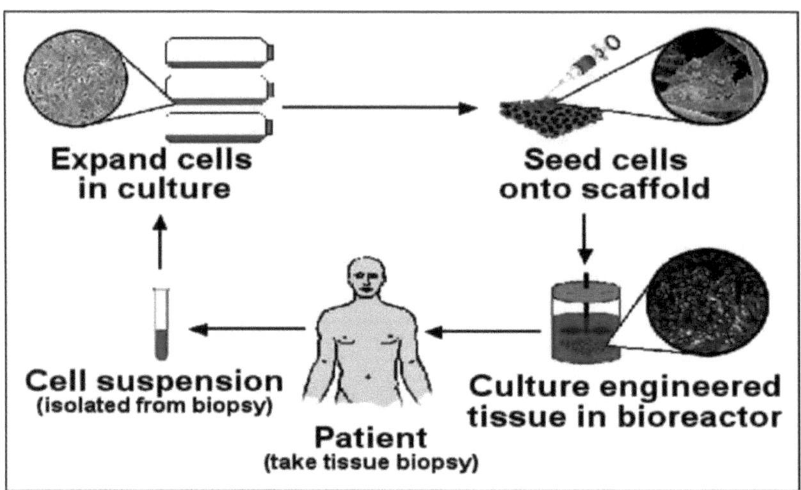

As estratégias actuais para o tratamento do tecido perdido incluem

1. Auto-enxertos

2. Aloenxertos

3. Materiais sintéticos (Xenoenxertos)

Embora todas estas abordagens terapêuticas tenham sido bem sucedidas e tenham constituído grandes avanços na medicina, cada uma delas tem limitações.

Uma das principais deficiências dos autoenxertos, bem como dos aloenxertos, é o facto de os seres humanos não possuírem reservas significativas de tecido em excesso para transplante. Outras restrições incluem a morbilidade do local doador, problemas anatómicos e estruturais e níveis elevados de reabsorção durante a cicatrização. Somado a isso, no caso dos aloenxertos, existe sempre a possibilidade de provocar uma resposta imunológica devido a diferenças genéticas, além de induzir doenças transmissíveis.

Abordagens de engenharia de tecidos

I) À BASE DE CÉLULAS

A capacidade das moléculas de sinalização para estimular a formação de tecidos depende da presença, no tecido residual, de células competentes para responder ao sinal e produzir o tecido desejado. O objetivo é implantar células ligadas a estruturas num local específico para servir de modelo para o crescimento de tecidos. Foram feitos progressos através da sementeira e propagação de células desagregadas em suportes de polímeros porosos sintéticos in vitro, permitindo o desenvolvimento de substitutos de tecidos biológicos. Para implantação in vivo - as construções de células e andaimes são conhecidas como novos tecidos.

II) À BASE DE PROTEÍNAS

São aplicadas localmente proteínas terapêuticas que se ligam a receptores adequados presentes na superfície das células. Subsequentemente, as células são activadas e sofrem proliferação ou diferenciação.

III)   BASEADO NA ENTREGA DE GENES

Estas técnicas envolvem a introdução de um gene que codifica uma proteína terapêutica nas células, que podem então expressar o alvo. Evita o problema associado à entrega de proteínas, mantendo níveis constantes de proteínas no local do defeito.

Terapia genética

O ano de 2003 foi um marco importante no domínio da genética e da biologia molecular. Nesse ano comemorou-se o 50º aniversário da descoberta da estrutura de dupla hélice do ADN por Watson e Crick. Em 14 de abril de 2003, 20 centros de sequenciação em cinco países diferentes declararam que o projeto do genoma humano estava concluído. Este marco possibilitará novos tratamentos médicos envolvendo terapia genética.

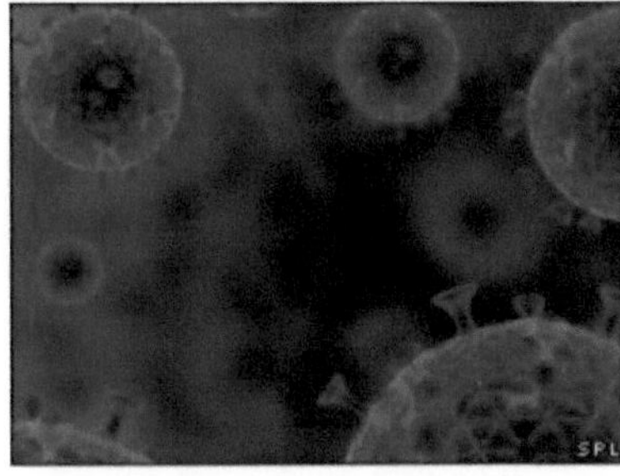

Todas as células humanas contêm uma cadeia de ADN de 1 mm com 3 mil milhões de pares de bases, com a única exceção das células não nucleadas, como os glóbulos vermelhos. O ADN contém sequências genéticas (genes) que controlam a atividade e a função das células; um dos genes mais conhecidos é o p53[2] .

A terapia génica é recentemente utilizada como um meio de administração de genes para factores de crescimento, morfogéneos, factores de transcrição, moléculas de matriz extracelular, localmente às células somáticas dos indivíduos, com um efeito terapêutico resultante. O gene pode estimular ou induzir um processo biológico através da expressão de moléculas envolvidas na resposta regenerativa do tecido de interesse; utiliza uma preparação purificada do gene ou uma fração do gene para tratar a doença. O objetivo é introduzir o material terapêutico nas células-alvo, onde se torna ativo e exerce os efeitos terapêuticos pretendidos[11] .

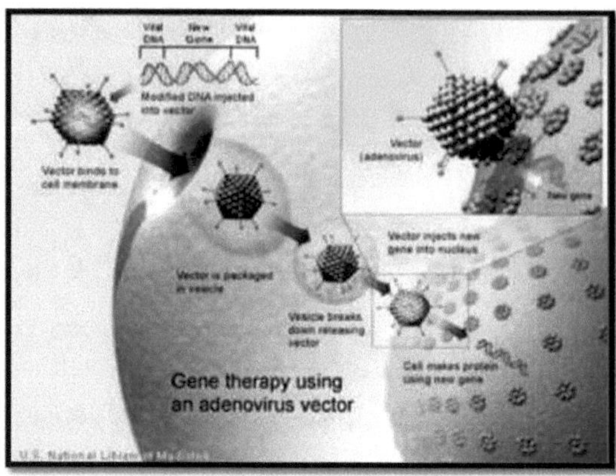

Pode ser classificada em dois tipos

* Terapia in vivo

* Terapia in vitro

In vivo

As construções genéticas, como o ADN de plasmídeos de expressão ou partículas virais, são fisicamente encerradas num suporte ou matriz. São introduzidas quer por via sistémica na corrente sanguínea, quer localmente no tecido alvo por injeção. O suporte é então implantado no defeito do tecido; as células hospedeiras migram para o implante, absorvem a construção genética e começam a produzir a proteína codificada. Na endodontia, são utilizadas BMPs.

Ex vivo

As células cultivadas são transfactadas (em sistemas de entrega não viral) ou transduzidas (em sistemas de entrega viral) com construções genéticas in-vitro antes de serem transplantadas para o tecido defeituoso,

Sistema de entrega viral

Os vectores virais são geneticamente alterados para eliminar a capacidade de causar doenças sem perder a capacidade infecciosa da célula. Os vectores virais são um instrumento habitualmente utilizado pelos biólogos moleculares para introduzir material genético nas células. Este processo pode ser efectuado dentro de um organismo vivo (*in vivo*) ou em cultura de células (*in vitro*). Os vírus desenvolveram mecanismos moleculares especializados para transportar eficazmente os seus genomas para o interior das células que infectam. A entrega de genes por um vírus é designada por transdução e as células infectadas são descritas como transduzidas. Os biólogos moleculares começaram a utilizar este mecanismo na década de 1970[2].

Principais propriedades de um vetor viral

Os vectores virais são adaptados às suas aplicações específicas, mas geralmente partilham algumas propriedades fundamentais.

Segurança: Embora os vectores virais sejam ocasionalmente criados a partir de vírus patogénicos, são modificados de forma a minimizar o risco da sua manipulação. Isto implica geralmente a supressão de uma parte do genoma viral crítica para a replicação viral.

Baixa toxicidade: o vetor viral deve ter um efeito mínimo sobre a fisiologia da célula que infecta.

Estabilidade : Alguns vírus são geneticamente instáveis e podem reorganizar rapidamente os seus genomas. Este facto prejudica a previsibilidade e a reprodutibilidade do trabalho realizado com um vetor viral.

Especificidade do tipo de célula: A maioria dos vectores virais são concebidos para infetar uma gama tão vasta quanto possível de tipos de células. No entanto, por vezes é preferível o contrário. O recetor viral pode ser modificado para direcionar o vírus para um tipo específico de célula[12] .

Tipos de vectores virais

1. Adenovírus

2. Vírus adeno-associado (AAV)

3. Vírus Epstein-Barr (EBV)

4. Herpesvírus

5. Retrovírus

6. MMLV

7. Lentivírus

8. Poxvírus:

9. baculovírus

Desvantagens:

Imunogenicidade

- Mutagénese de inserção

- ## Sistema de distribuição não viral

Estas incluem plasmídeos, péptidos, pistolas de genes, complexos ADN-ligando, sonoporação, lipossomas catiónicos e complexos de polímeros de ADN e electroporação ou ADN nu.

Na engenharia de tecidos, existem três chaves básicas:

(i)   Entrega de células saudáveis diretamente a um local do tecido para repor a perda de células,

(ii)   Fornecimento de moléculas indutoras de tecidos/morfogénios para estimular as células hospedeiras a funcionarem normalmente, e

(iii)   Desenvolvimento de uma matriz 3D ou material de suporte no interior do qual as células crescem para criar substitutos de tecidos 3D vivos[13] .

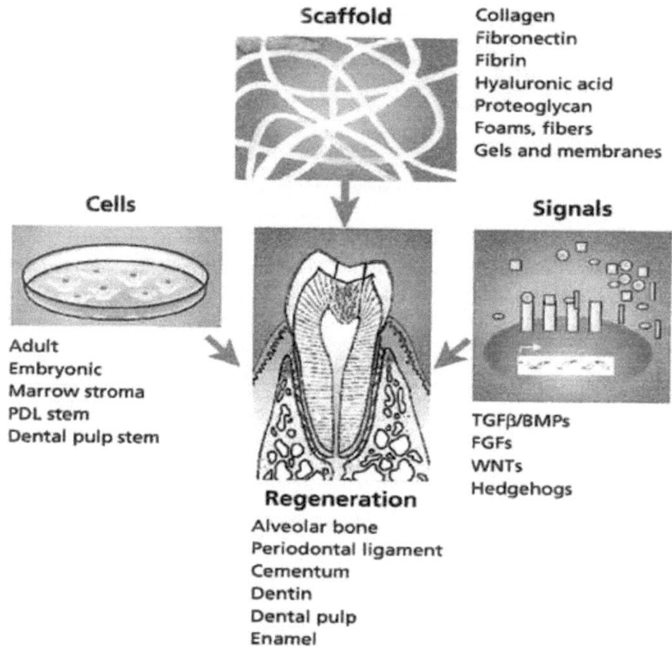

Esta abordagem reflecte verdadeiramente a natureza multidisciplinar da engenharia de tecidos e requer um clínico, um bioengenheiro e um biólogo celular.

1.   Clínico: Biopsia de uma pequena amostra de tecido que contém células de interesse.

2.   Biólogo celular: multiplica as células e mantém a sua função.

3.   Bioengenheiro: Fabrica o tecido, o bioreactor e o material em que as células serão colocadas para transplante.

Por fim, o médico transplanta o tecido projetado. O andaime de polímero degrada-se e é

remodeladas pelo hospedeiro e pelas células transplantadas, resultando num tecido natural completo[11] .

VISÃO GERAL DE UMA CÉLULA ESTAMINAL

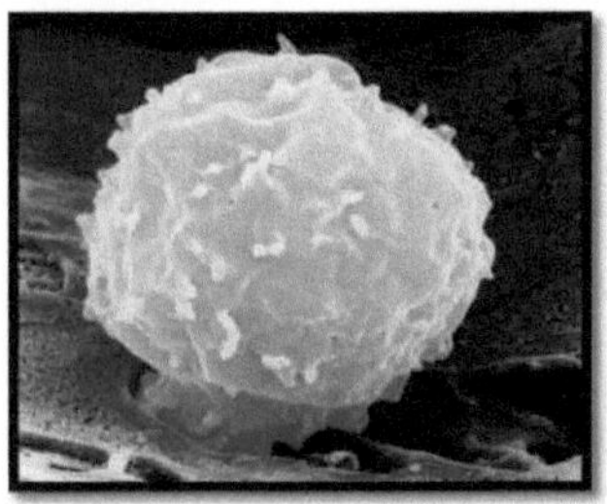

A célula estaminal é geralmente definida como "uma célula que tem a capacidade de se dividir continuamente e produzir células descendentes que se diferenciam em vários outros tipos de células ou tecidos". São clonogénicas, auto-renováveis e capazes de gerar um ou mais tipos de células especializadas. As células estaminais têm o potencial notável de se desenvolverem em muitos tipos diferentes de células do corpo durante o início da vida e o crescimento. Além disso, em muitos tecidos, funcionam como uma espécie de sistema interno de reparação, dividindo-se essencialmente sem limites para reabastecer outras células enquanto a pessoa ou o animal estiver vivo[14] .

CÉLULAS

As células estaminais são células que se dividem por mitose para formar duas células estaminais, aumentando assim o tamanho do "pool" de células estaminais, ou uma filha que se diferencia e uma filha que mantém as suas propriedades de célula estaminal.

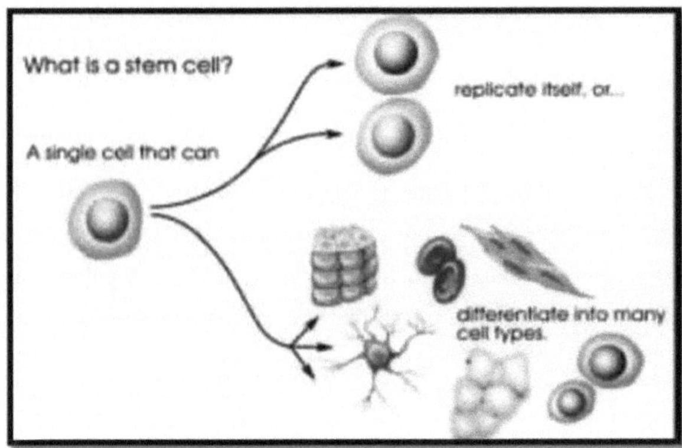

Origem do termo "células estaminais".

O termo célula estaminal aparece na literatura científica já em 1868, nos trabalhos do eminente biólogo alemão Ernst Haeckel. Haeckel utilizou o termo "Stammzelle" (célula estaminal em alemão) para descrever o organismo unicelular ancestral a partir do qual presumia que todos os organismos multicelulares evoluíram. O termo célula estaminal teve origem no contexto de duas grandes questões embriológicas da época: a continuidade do plasma germinativo e a origem do sistema hematopoiético. Theodor Boveri e Valentin utilizaram o termo célula estaminal para descrever as células empenhadas em dar origem à linha germinal. Paralelamente, Arthur Pappenheim, Alexander Maximow, Ernst Neumann e outros utilizaram-no para descrever um proposto progenitor do sistema sanguíneo.

As células estaminais são células que se encontram na maioria, se não em todos, os organismos multicelulares. A investigação no domínio das células estaminais surgiu a partir das descobertas dos cientistas canadianos Ernest A. McCulloch e James E. Till na década de 1960. Os dois grandes tipos de células estaminais dos mamíferos são: **as células estaminais embrionárias**, que se encontram nos blastocistos, e **as células estaminais adultas**, que se encontram nos tecidos adultos.

Definições ou termos

A potência/plasticidade especifica o potencial de diferenciação (o potencial para se diferenciar em diferentes tipos de células da célula estaminal).

Células totipotentes

Nos mamíferos, as células totipotentes têm o potencial de se tornarem qualquer tipo no corpo adulto; qualquer célula das membranas extra-embrionárias (por exemplo, placenta). As únicas células totipotentes são o óvulo fertilizado e as primeiras 4 ou mais células produzidas pela sua clivagem (como mostra a capacidade dos mamíferos de produzirem gémeos idênticos, trigémeos, etc.). Nos mamíferos, a expressão célula estaminal totipotente é um termo impróprio - as células totipotentes não se podem reproduzir.

Células estaminais pluripotentes

Estas são verdadeiras células estaminais, com potencial para produzir qualquer célula diferenciada do corpo (mas provavelmente não as da placenta, que derivam do trofoblasto).

Foram encontrados três tipos de células estaminais pluripotentes

Células estaminais embrionárias (ES)

Estes podem ser isolados a partir da **massa celular interna** (ICM) do blastocisto - a fase do desenvolvimento embrionário em que ocorre a implantação. No caso dos seres humanos, são utilizados os embriões excedentários produzidos durante os procedimentos de fertilização in vitro (FIV). A colheita de células ES de blastocistos humanos é controversa porque destrói o embrião, que poderia ter sido implantado para dar origem a outro bebé.

Células germinativas embrionárias (EG)

Estes podem ser isolados a partir do precursor das gónadas em fetos abortados.

Células de carcinoma embrionário (CE)

Estes podem ser isolados de teratocarcinomas, um tumor que ocorre ocasionalmente numa gónada de um feto. Ao contrário dos outros dois, são normalmente aneuplóides.

Todos estes três tipos de células estaminais pluripotentes são isolados a partir de tecido embrionário ou fetal;

podem ser cultivados em cultura, mas apenas com métodos especiais para evitar a sua diferenciação. .

Células estaminais multipotentes

Estas são verdadeiras células estaminais, mas só podem diferenciar-se num número limitado de tipos. Por exemplo, a medula óssea contém células estaminais multipotentes que dão origem a todas as células do sangue, mas não a outros tipos de células. As células estaminais multipotentes encontram-se em animais adultos; talvez a maioria dos órgãos do corpo (por exemplo, cérebro, fígado) as contenha, onde podem substituir células mortas ou danificadas. Estas células **estaminais adultas** podem também ser as células que, uma vez acumuladas, resultam em mutações suficientes para produzir um clone de células cancerígenas.

Propriedades das células estaminais

A definição clássica de uma célula estaminal exige que esta possua duas propriedades:

Auto-renovação

A capacidade de passar por vários ciclos de divisão celular, mantendo o estado indiferenciado.

Capacidade A capacidade de se diferenciar em tipos de células especializadas. No sentido mais estrito, isto requer que as células estaminais sejam totipotentes ou pluripotentes - que sejam capazes de dar origem a qualquer tipo de célula madura, embora as células progenitoras multipotentes ou unipotentes sejam por vezes referidas como células estaminais.

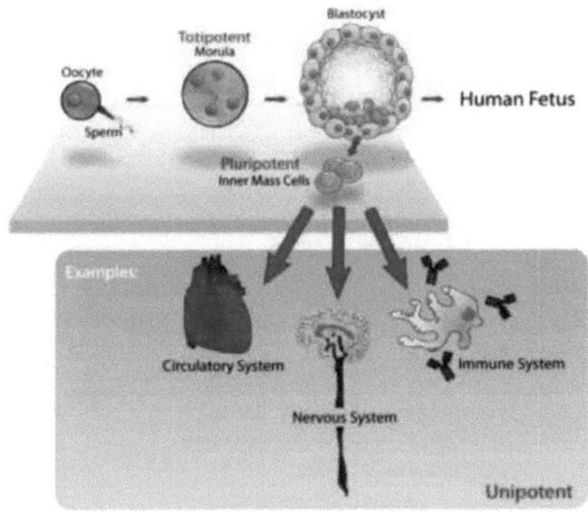

As células **unipotentes** podem produzir apenas um tipo de célula, mas têm a propriedade de auto-renovação que as distingue das células não estaminais (por exemplo, células estaminais musculares).

As células estaminais embrionárias pluripotentes têm origem nas células da massa interna de um blastocisto. As células estaminais podem transformar-se em qualquer tecido do corpo, exceto a placenta

Tipo de células estaminais	plasticidade celular	origem das células estaminais
Totipotente	Cada célula pode desenvolver-se em novas individual	Células dos primeiros (1-3dias) embriões
Pluripotente	As células podem formar qualquer (mais de 200) célula tipos	Algumas células do blastocisto (5-14 dias)
Multipotente	Células diferenciadas, mas podem formar número de outros tecidos	Tecido fetal, sangue do cordão umbilical, & células estaminais pós-natais, incluindo células estaminais da polpa dentária

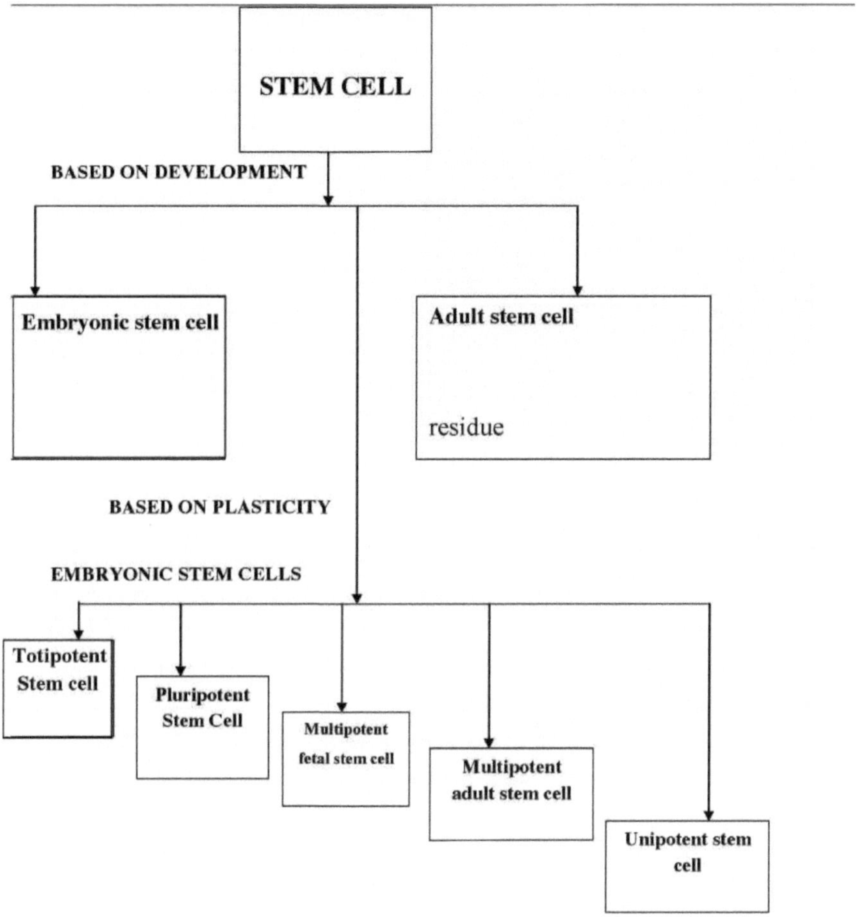

STEM CELL
BASED ON DEVELOPMENT
Embryonic stem cell
Adult stem cell
residue
BASED ON PLASTICITY
EMBRYONIC STEM CELLS
Totipotent Stem cell
Pluripotent Stem Cell
Multipotent fetal stem cell
Multipotent adult stem cell
Unipotent stem cell

As células estaminais embrionárias, como o próprio nome indica, são derivadas de embriões. A maioria das células estaminais embrionárias deriva de embriões que se desenvolvem a partir de óvulos que foram fertilizados numa clínica *in vitro* e depois doados para fins de investigação com o consentimento informado dos dadores. Não são derivadas de óvulos fertilizados no corpo de uma mulher. Os embriões dos quais derivam as células estaminais embrionárias humanas têm normalmente quatro ou cinco dias de idade e são uma bola microscópica oca de células chamada **blastocisto**.

Trophoblast
Inner cell mass (ICM)

Blastocyst

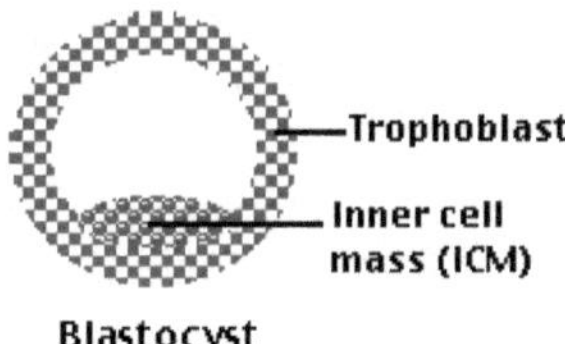

O blastocisto inclui três estruturas: o **trofoblasto**, que é a camada de células que rodeia a **blastocoel**, uma cavidade oca no interior do blastocisto; e a **massa celular interna**, que é um grupo de células numa extremidade da blastocoel que se desenvolve no embrião propriamente dito.

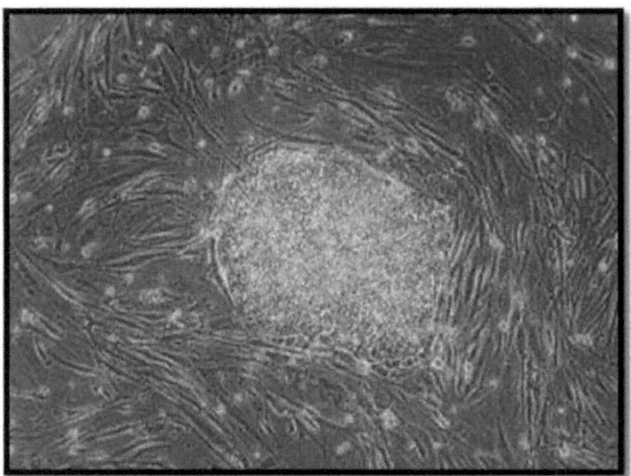

Colónia de células estaminais embrionárias humanas

Descoberta de células embrionárias

Os cientistas descobriram formas de obter células estaminais embrionárias a partir de embriões de ratos, há quase 30 anos, em 1981. O estudo detalhado da biologia das células estaminais do rato levou à descoberta, em 1998, de um método para obter células estaminais de embriões humanos e cultivá-las em laboratório. Estas células foram denominadas células estaminais embrionárias humanas. Os embriões utilizados nestes estudos foram criados para fins reprodutivos através de processos de fertilização *in vitro*. Quando já não eram necessários para esse fim, eram doados para investigação com o consentimento informado do dador. Em 2006, os investigadores fizeram outro avanço ao identificarem condições que permitiriam que algumas células adultas especializadas fossem "reprogramadas" geneticamente para assumirem um estado semelhante ao das células estaminais. Este novo tipo de células estaminais é designado por *células estaminais pluripotentes induzidas (iPSC)*.

As células estaminais pluripotentes induzidas (iPSC) são células adultas que foram geneticamente reprogramadas para um estado semelhante ao das células estaminais embrionárias, sendo forçadas a exprimir genes e factores importantes para manter as propriedades que definem as células estaminais embrionárias. As iPSC do rato foram comunicadas pela primeira vez em 2006 e as iPSC humanas em finais de 2007. As iPSC de ratinho demonstram características importantes das células estaminais pluripotentes, incluindo a expressão de marcadores de células estaminais, a formação de tumores com células das três camadas germinativas e a capacidade de contribuir para muitos tecidos diferentes quando injectadas em embriões de ratinho numa fase muito precoce do desenvolvimento. As iPSC humanas também expressam marcadores de células estaminais e são capazes de gerar células características das três camadas germinativas[14].

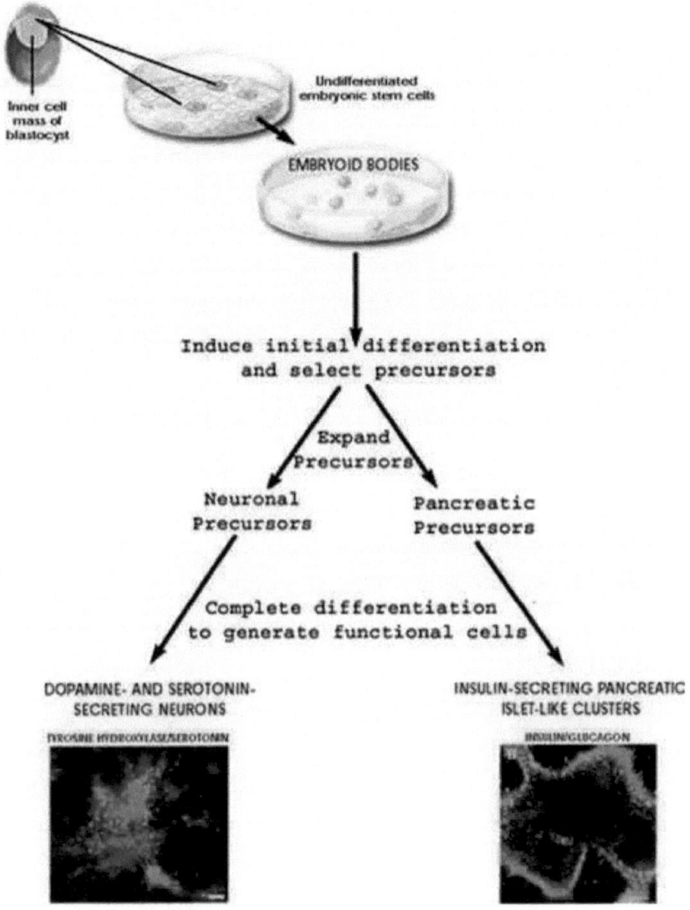

CULTURA DE CÉLULAS ESTAMINAIS EMBRIONÁRIAS

O cultivo de células em laboratório é conhecido como **cultura de células**. As células estaminais embrionárias humanas são isoladas através da transferência da **massa celular interna** para uma placa de plástico de cultura laboratorial que contém um caldo nutritivo conhecido como **meio de cultura**. As células dividem-se e espalham-se pela superfície da placa. A superfície interna da placa de cultura é normalmente revestida com células de pele embrionária de ratinho que foram tratadas para não se dividirem. Esta camada de células de revestimento é designada por **camada de alimentação**. As células de ratinho no fundo da placa de cultura fornecem às células da massa celular interna uma superfície pegajosa à qual se podem fixar. Além disso, as células de alimentação libertam nutrientes para o meio de cultura. Os investigadores desenvolveram formas de cultivar células estaminais embrionárias sem células de alimentação de ratinho. Trata-se de um avanço científico significativo devido ao risco de os vírus ou outras macromoléculas presentes nas células de ratinho poderem ser transmitidos às células humanas.

O processo de geração de uma linha de células estaminais embrionárias é algo ineficiente, pelo que não são produzidas linhas de cada vez que uma massa celular interna é colocada numa placa de cultura. No entanto, se as células da massa celular interna plaqueadas sobreviverem, se dividirem e se multiplicarem o suficiente para encher a placa, são retiradas cuidadosamente e plaqueadas em várias placas de cultura novas. O processo de repicagem ou subcultura das células repete-se muitas vezes e durante muitos meses. Cada ciclo de subcultura das células é designado por **passagem**. Uma vez estabelecida a linha celular, as células originais produzem milhões de células estaminais embrionárias. As células estaminais embrionárias que proliferaram em cultura de células durante seis ou mais meses sem se diferenciarem, são pluripotentes e parecem geneticamente normais são referidas como uma **linha de células estaminais embrionárias**. Em qualquer fase do processo, os lotes de células podem ser congelados e enviados para outros laboratórios para posterior cultura e experimentação.

IDENTIFICAÇÃO DE CÉLULAS ESTAMINAIS EMBRIONÁRIAS - TESTES LABORATORIAIS

Em vários momentos durante o processo de geração de linhas de células estaminais embrionárias, os cientistas testam as células para ver se apresentam as propriedades fundamentais que as tornam células estaminais embrionárias. Este processo é designado por caraterização. Os laboratórios que cultivam linhas de células estaminais embrionárias humanas utilizam vários tipos de testes, incluindo

Cultivo e subcultura das células estaminais durante muitos meses. Isto assegura que as células são capazes de crescer a longo prazo e de se auto-renovar.

Utilizando técnicas específicas para determinar a presença de *factores de transcrição* que são normalmente produzidos por células indiferenciadas, dois dos factores de transcrição mais importantes são o **Nanog** e o **Oct4**. Os factores de transcrição ajudam a ligar e desligar os genes no momento certo, o que é uma parte importante dos processos de diferenciação celular e do desenvolvimento embrionário. Neste caso, tanto o Oct 4 como o Nanog estão associados à manutenção das células estaminais num estado indiferenciado, capaz de se auto-renovar.

Os *antigénios de superfície celular* mais frequentemente utilizados para identificar as células hES são os **glicolípidos SSEA3 e SSEA4** e os **antigénios de sulfato de queratano Tra-1-60 e Tra-1-81.** Estas técnicas específicas determinam a presença de marcadores de superfície celular específicos que são normalmente produzidos por células indiferenciadas.

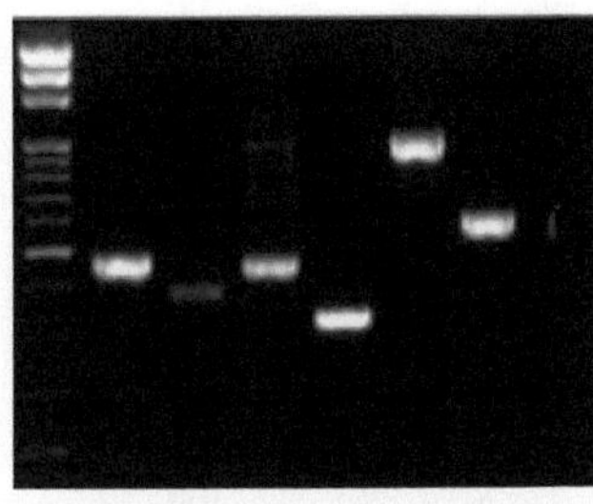

Exame dos cromossomas ao microscópio

Este é um método para avaliar se os cromossomas estão danificados ou se o número de cromossomas mudou. Não detecta mutações genéticas nas células, determinando se as células podem ser novamente cultivadas, ou subcultivadas, após congelamento, descongelamento e replantação.

Testar se as células estaminais embrionárias humanas são pluripotentes através de

1) Permitir que as células se diferenciem espontaneamente em cultura celular;

2) Manipulação das células de modo a que se diferenciem para formar células características das três camadas germinativas; ou

3) Injetar as células num rato com um sistema imunitário suprimido para testar a formação de um tumor benigno chamado **teratoma**.

Os teratomas contêm normalmente uma mistura de muitos tipos de células diferenciadas ou parcialmente diferenciadas - o que indica que as células estaminais embrionárias são capazes de se diferenciar em vários tipos de células.

As alterações na composição química do meio de cultura, a alteração da superfície da placa de cultura ou a modificação das células através da inserção de genes específicos são formas através das quais as células embrionárias podem ser diferenciadas[14] .

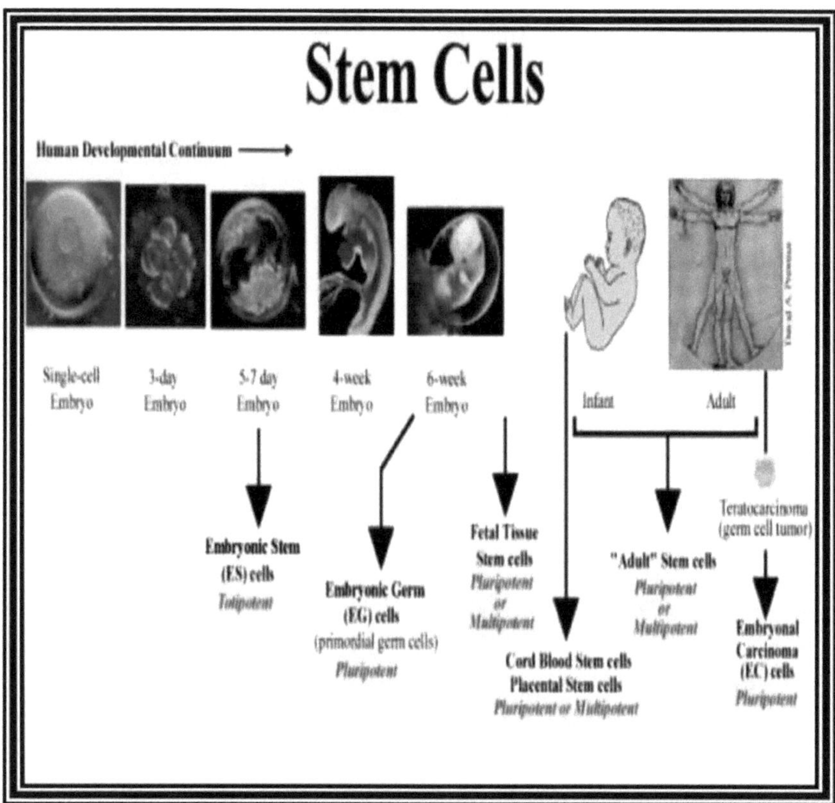

FONTES DE CÉLULAS ESTAMINAIS

A maior plasticidade das células estaminais embrionárias torna estas células mais valiosas para os investigadores desenvolverem novas terapias. No entanto, as limitações legais e o debate ético cinzento relacionados com a utilização de células estaminais embrionárias têm de ser resolvidos antes de o grande potencial das células estaminais embrionárias doadas poder ser utilizado para regenerar tecidos doentes, danificados e em falta, como parte de futuros tratamentos médicos. Existem quatro fontes primárias de células estaminais embrionárias:

- Linhas de células estaminais existentes

- Embriões abortados ou abortados

- Embriões fertilizados in vitro não utilizados

- Embriões clonados

CÉLULA ESTAMINAL ADULTA

Considera-se que uma célula estaminal adulta é uma célula indiferenciada, encontrada entre as células diferenciadas de um tecido ou órgão, que se pode renovar e diferenciar para produzir alguns ou todos os principais tipos de células especializadas do tecido ou órgão. O papel principal das células estaminais adultas num organismo vivo é o de manter e reparar o tecido em que se encontram. Os cientistas também utilizam o termo célula estaminal somática em vez de célula estaminal adulta, em que somática se refere às células do corpo (e não às células germinativas, espermatozóides ou óvulos). Ao contrário das células estaminais embrionárias, que são definidas pela sua origem (a massa celular interna do blastocisto), a origem das células estaminais adultas em alguns tecidos maduros ainda está a ser investigada.

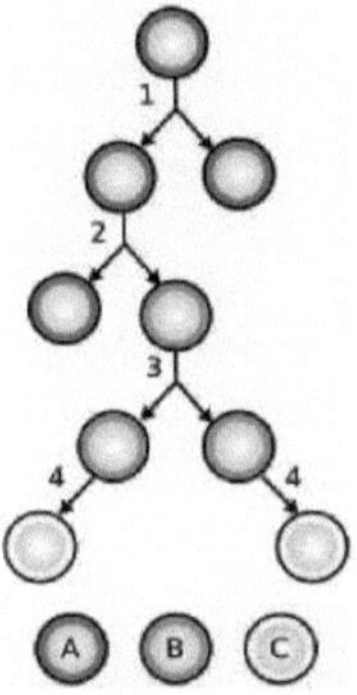

Divisão e diferenciação das células estaminais. A - célula estaminal; B - célula progenitora; C - célula diferenciada; 1 - divisão simétrica da célula estaminal; 2 - divisão assimétrica da célula estaminal; 3 - divisão progenitora; 4 - diferenciação terminal.

A história da investigação sobre células estaminais adultas começou há cerca de 50 anos. Na década de 1950, os investigadores descobriram que a medula óssea contém pelo menos dois tipos de células estaminais. Uma população, designada por células estaminais hematopoiéticas, forma todos os tipos de células sanguíneas do corpo. Uma segunda população, designada por células estaminais estromais da medula óssea (também designadas por células estaminais mesenquimais ou células estaminais esqueléticas por alguns), foi descoberta alguns anos mais tarde. Estas células estaminais não hematopoiéticas constituem uma pequena proporção da população de células estromais da medula óssea e podem gerar osso, cartilagem, gordura, células que suportam a formação de sangue e tecido conjuntivo fibroso.

As células estaminais adultas foram identificadas em muitos órgãos e tecidos, incluindo o cérebro, a medula óssea, o sangue periférico, os vasos sanguíneos, o músculo esquelético, a pele, os dentes, o coração, o intestino, o fígado, o epitélio do ovário e o testículo. Pensa-se que residem numa área específica de cada tecido (designada por "nicho de células estaminais"). Em muitos tecidos, os dados actuais sugerem que alguns tipos de células estaminais são pericitos, células que compõem a camada mais externa dos pequenos vasos sanguíneos. As células estaminais podem permanecer quiescentes (não se dividem) durante longos períodos de tempo até serem activadas por uma necessidade normal de mais células para manter os tecidos, ou por doença ou lesão dos tecidos.

Normalmente, existe um número muito reduzido de células estaminais em cada tecido e, uma vez retiradas do corpo, a sua capacidade de divisão é limitada, o que dificulta a geração de grandes quantidades de células estaminais. Os cientistas de muitos laboratórios estão a tentar encontrar melhores formas de cultivar grandes quantidades de células estaminais adultas em cultura celular e de as manipular para gerar tipos específicos de células, de modo a poderem ser utilizadas no tratamento de lesões ou doenças.

Testes utilizados para identificar células estaminais adultas

Os cientistas utilizam frequentemente um ou mais dos seguintes métodos para identificar as células estaminais adultas:

(1)   Rotular as células de um tecido vivo com marcadores moleculares e depois determinar os tipos de células especializadas que geram;

(2)   Retirar as células de um animal vivo, rotulá-las em cultura celular e transplantá-las novamente para outro animal para determinar se as células substituem (ou "repovoam") o seu tecido de origem.

É importante que se demonstre que uma única célula estaminal adulta pode gerar uma linha de células geneticamente idênticas que depois dão origem a todos os tipos de células diferenciadas adequadas do tecido.

DIFERENCIAÇÃO DE CÉLULAS ADULTAS

Num animal vivo, as células estaminais adultas estão disponíveis para se dividirem, quando necessário, e podem dar origem a tipos de células maduras que têm formas características e estruturas e funções especializadas de um determinado tecido. Seguem-se exemplos de vias de diferenciação das células estaminais adultas que foram demonstradas *in vitro* ou *in vivo*.

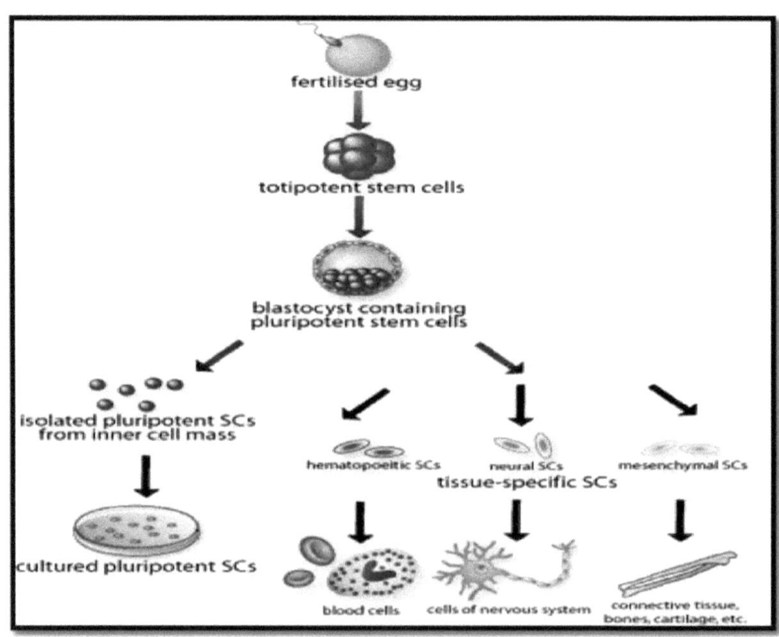

Células estaminais hematopoiéticas

Estes dão origem a todos os tipos de células sanguíneas: glóbulos vermelhos, linfócitos B, linfócitos T, células assassinas naturais, neutrófilos, basófilos, eosinófilos, monócitos e macrófagos.

Células estaminais mesenquimais

Estas dão origem a uma variedade de tipos de células: células ósseas (osteócitos), células da cartilagem (condrócitos), células adiposas (adipócitos) e outros tipos de células do tecido conjuntivo, como as dos tendões.

Células estaminais neurais

Estas células presentes no cérebro dão origem aos seus três principais tipos de células: células nervosas (neurónios) e duas categorias de células não neuronais - astrócitos e oligodendrócitos.

Células estaminais epiteliais

As células estaminais epiteliais no **revestimento do trato digestivo** ocorrem nas criptas profundas e dão origem a vários tipos de células: células absorventes, células caliciformes, células paneth e células enteroendócrinas.

Células estaminais da pele

Estas ocorrem na camada basal da epiderme e na base dos folículos pilosos. As células estaminais epidérmicas dão origem a queratinócitos, que migram para a superfície da pele e formam uma camada protetora. As células estaminais foliculares podem dar origem tanto ao folículo piloso como à epiderme.

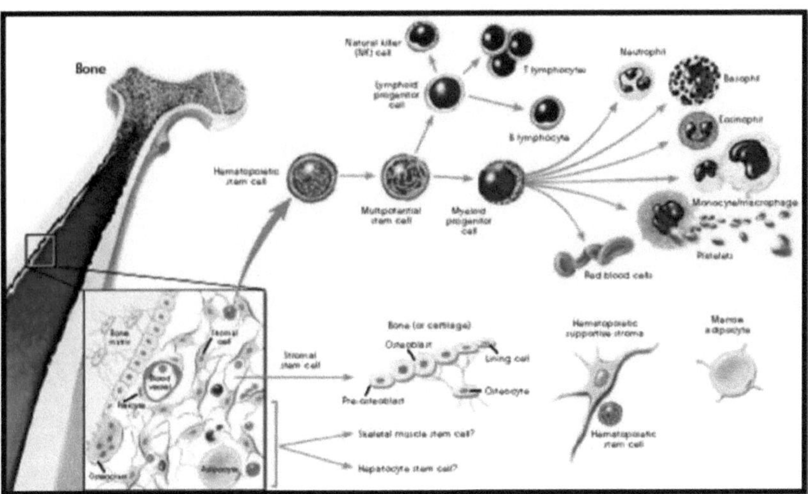

Transdiferenciação

Várias experiências demonstraram que certos tipos de células estaminais adultas podem diferenciar-se em tipos de células presentes em órgãos ou tecidos diferentes dos esperados a partir da linhagem prevista das células (ou seja, células estaminais cerebrais que se diferenciam em células sanguíneas ou células formadoras de sangue que se diferenciam em células musculares cardíacas, etc.). Este fenómeno é designado por transdiferenciação.

Semelhanças e diferenças entre células estaminais embrionárias e adultas

As células estaminais humanas embrionárias e adultas têm vantagens e desvantagens no que respeita à sua potencial utilização em terapias regenerativas baseadas em células. Uma das principais diferenças entre as células estaminais adultas e embrionárias reside nas suas diferentes capacidades em termos de número e tipo de tipos de células diferenciadas em que se podem transformar. As células estaminais embrionárias podem transformar-se em todos os tipos de células do corpo porque são pluripotentes. Pensa-se que as células estaminais adultas se limitam a diferenciar-se em diferentes tipos de células do seu tecido de origem.

As células estaminais embrionárias podem ser cultivadas com relativa facilidade em cultura. As células estaminais adultas são raras nos tecidos maduros, pelo que o isolamento destas células a partir de um tecido adulto é um desafio, e os métodos para aumentar o seu número continuam a ser um obstáculo.

Cultivo de células estaminais

A obtenção de células estaminais embrionárias é controversa e está rodeada de questões éticas e jurídicas, o que reduz o interesse destas células para o desenvolvimento de novas terapias.

As células estaminais são frequentemente classificadas de acordo com a sua origem:

I *Células estaminais autólogas pós-natais*

A aplicação clínica mais prática de uma terapia com células estaminais seria a utilização de células de um dador do próprio doente. Estas células são obtidas do mesmo indivíduo a quem serão implantadas. A colheita de medula óssea das células estaminais do próprio doente e a sua reimplantação no mesmo doente representa uma aplicação clínica das células estaminais autógenas pós-natais.

Vantagens:

- Mais prático

- Prontamente disponível

- Sem imunogenicidade.

- Menos dispendioso

- Evita preocupações legais e éticas

Desvantagens

- Pode ter uma plasticidade reduzida

- Sequelas pós-operatórias, como infeção do local do dador

- Pode demorar algum tempo a ser isolado de tecidos mistos

- Em alguns casos, as células do dador podem não estar disponíveis, por exemplo, em doentes muito doentes ou idosos

II *Células estaminais pós-natais alogénicas*

Estas células são obtidas a partir de um dador da mesma espécie. Exemplos de células alogénicas de dadores incluem as células sanguíneas utilizadas em transfusões de sangue, as células da medula óssea utilizadas num transplante de medula óssea e os óvulos doados utilizados em transplantes in vitro. Estas células doadas são frequentemente armazenadas num banco de células, para serem utilizadas por doentes que delas necessitem Linhas celulares pré-existentes e culturas de órgãos celulares: A utilização de linhas celulares e culturas de órgãos celulares pré-existentes elimina o problema de colher células do doente e esperar semanas para que o tecido de substituição se forme em culturas de órgãos celulares.

Desvantagens

- Rejeição imunitária e

- Transmissão patogénica.

A FDA aprovou várias empresas que produzem pele para vítimas de queimaduras utilizando fibroblastos dérmicos doados. A tecnologia pode ser aplicada para substituir os tecidos da polpa após a terapia do canal radicular, mas está a ser avaliada e ainda não foi investigada.

III *Células xenogénicas*

Estas são isoladas de indivíduos de outra espécie. Células da polpa dentária de porcos foram transplantadas para ratos, e estes formaram estruturas de coroas dentárias. Isto sugere que é possível realizar a terapia inversa, utilizando eventualmente células estaminais da polpa de animais doados para criar tecidos dentários em seres humanos. A colheita de células de animais dadores elimina a maioria das questões legais e éticas associadas à obtenção de células de outros seres humanos. No entanto, subsistem muitos problemas, como o elevado potencial de rejeição imunitária e de transmissão de agentes patogénicos do animal dador para o recetor humano. A utilização futura de células xenogénicas é incerta e depende em grande medida do sucesso das outras terapias com células estaminais disponíveis. Quando a utilização da regeneração alogénica e autóloga do tecido estaminal da polpa é dececionante, a utilização de células endodônticas xenogénicas continua a ser uma opção viável para o desenvolvimento de uma terapia de regeneração endodôntica.

Identificação de células estaminais

As células estaminais podem ser identificadas e isoladas a partir de populações celulares mistas através de quatro técnicas comummente utilizadas:

=> *Seleção de células com anticorpos fluorescentes (FACS)*

Este método consiste na coloração das células com anticorpos marcadores específicos e na utilização de um citómetro de fluxo. O FACS, juntamente com o marcador proteico CD34, é amplamente utilizado para separar as células estaminais humanas que expressam CD34 do sangue periférico, do sangue do cordão umbilical e de culturas celulares. Diferentes tipos de células estaminais expressam frequentemente diferentes proteínas nas suas membranas, pelo que não são identificadas pelo mesmo marcador proteico de células estaminais. As células estaminais dentárias mais estudadas são as da polpa dentária. As células estaminais da polpa dentária humana expressam o fator de von Willebrand CD 146, a actina alfa do músculo liso e 305 proteínas.

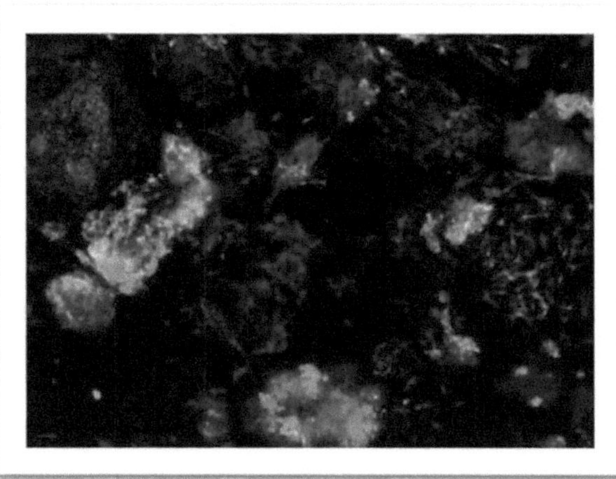

Outros métodos

=>Seleção de pérolas imunomagnéticas

=> Coloração imunohistoquímica

=> Critérios fisiológicos e histológicos

Isto inclui o fenótipo (aspeto), a quimiotaxia, a proliferação, a diferenciação e a atividade mineralizadora. As células estaminais da polpa humana têm um fenótipo fibroblástico, com padrões específicos de proliferação, diferenciação e atividade mineralizante[2] .

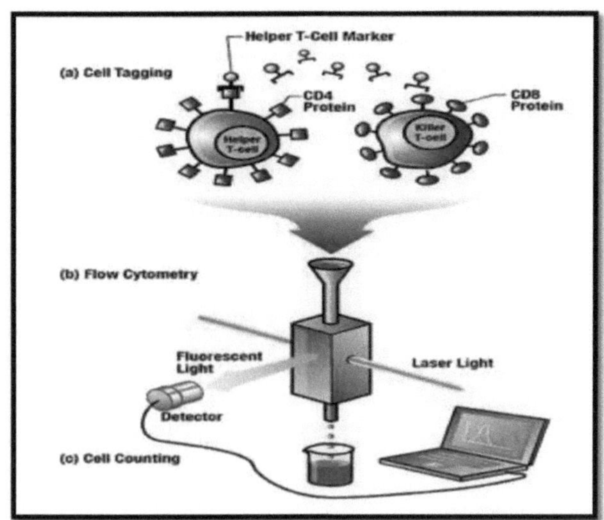

Isolamento de células estaminais

Os tecidos dos botões dentários são dissociados enzimática e mecanicamente e filtrados para remover até mesmo pequenos aglomerados de células, gerando suspensões de células individuais. Estas são depois colocadas em placas in vitro e cultivadas durante cerca de uma semana para eliminar tipos de células diferenciadas que não sobrevivem a longo prazo em cultura. Isto resulta numa população enriquecida de células estaminais dentárias.

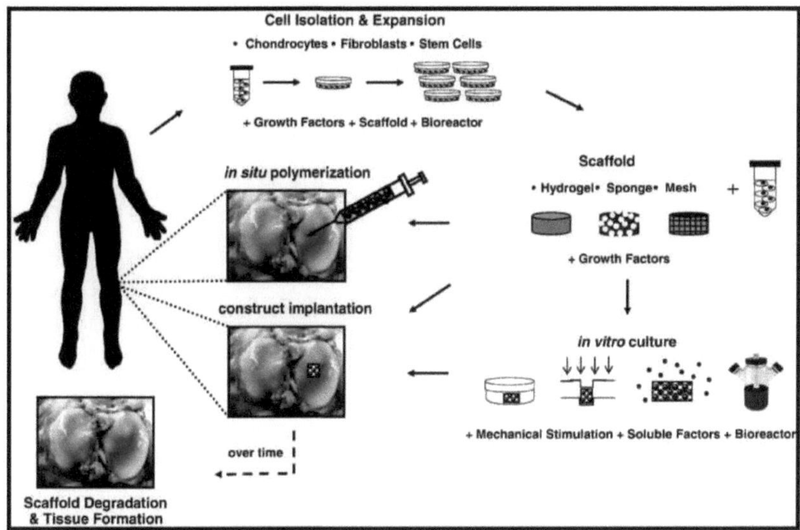

Células na engenharia de tecidos dentários:

A estrutura dentária é uma composição complexa de diferentes tecidos especializados e tipos de células que consistem em odontoblastos produtores de dentina, ameloblastos e estruturas periodontais como o cemento, o ligamento periodontal, a gengiva e o osso alveolar. Estas estruturas são frequentemente afectadas

por doenças infecciosas - por exemplo, periodontite e cárie - bem como por traumatismos que causam dor e função prejudicada, que, se não forem tratados adequadamente, podem resultar na perda precoce dos dentes. Atualmente, a terapia baseia-se largamente na utilização de implantes, procedimentos de capeamento ou obturações de canais radiculares. A engenharia de tecidos promete um dia oferecer a verdadeira substituição das estruturas dentárias. O conhecimento avançado dos aspectos moleculares e celulares no domínio dentário é essencial para uma possível aplicação nesta área.

Está bem estabelecido que as células estaminais hemopoiéticas podem diferenciar-se em praticamente todos os tipos de células da linhagem de células sanguíneas. O transplante de medula óssea e o transplante de células estaminais para o tratamento de doenças hematopoiéticas fazem parte da prática médica há muito tempo. Na medula óssea encontra-se uma segunda população de células estaminais, bem distinta do conjunto de células estaminais hemopoiéticas. A presença de células formadoras de aglomerados na medula óssea foi descrita pela primeira vez por Friedenstein. Estas células são capazes de se diferenciar em várias linhagens de tecidos e oferecem um grande potencial para procedimentos regenerativos. As células semelhantes a fibroblastos mesenquimais foram separadas das células hemopoiéticas utilizando a sua propriedade de aderência ao plástico de cultura de tecidos.

Ao contrário do osso, a dentina e o cemento não têm uma renovação fisiológica. De facto, foi indicado que estas estruturas têm apenas uma capacidade reparadora limitada para formar dentina terciária e novo cemento, como se observa após o movimento ortodôntico do dente. Pensava-se que estas regenerações envolviam populações de células não comprometidas derivadas localmente. No entanto, recentemente, foram identificadas e isoladas células estaminais do ligamento periodontal e da polpa dentária. As suas capacidades de formação e diferenciação de aglomerados, bem como os seus marcadores de superfície celular, foram descritos pela primeira vez por Gronthos e colaboradores em 2005, e foi demonstrado que as células estaminais isoladas do ligamento periodontal formam estruturas mineralizadas semelhantes ao cemento in vitro. No entanto, foram relatadas algumas diferenças, incluindo os diferentes graus de organização dos produtos celulares mineralizados e diferenças na sua atividade de fosfatase alcalina. As células estaminais da polpa dentária representam uma população celular ionogénica e altamente proliferativa que gera nódulos densamente calcificados in vitro. Após o transplante in vivo, foi observado um produto de mineralização semelhante à dentina e rico em sialofosfoproteínas. Ao contrário das células estromais da medula óssea, as células estaminais da polpa dentária não dão origem a células precursoras hemopoiéticas.

Células estaminais na polpa dentária

O microambiente especializado, que alberga as células estaminais adultas e as células amplificadoras transitórias, forma um "nicho". Este ambiente é específico para cada tipo de célula estaminal e é influenciado pela vasculatura, pressão de carga, etc. A sinalização FGF, a avistivina e a folistatina são expressas no nicho da polpa dentária[15] . Nos tecidos saudáveis, os nichos de células progenitoras permanecem normalmente num estado quiescente devido à influência do ambiente em que se encontram. As lesões estimulam uma cascata de sinais complexos na matriz que induzem as células estaminais.

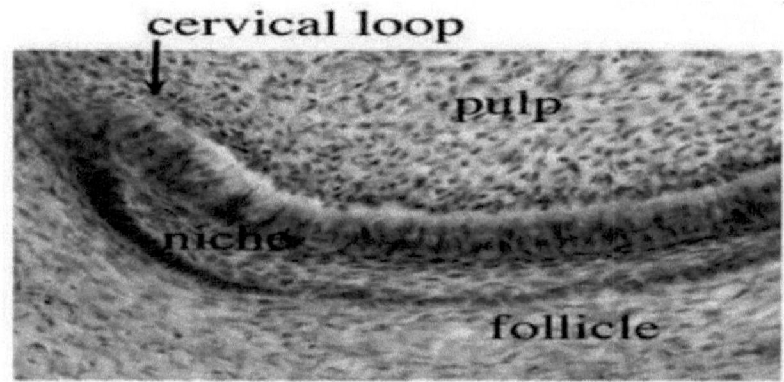

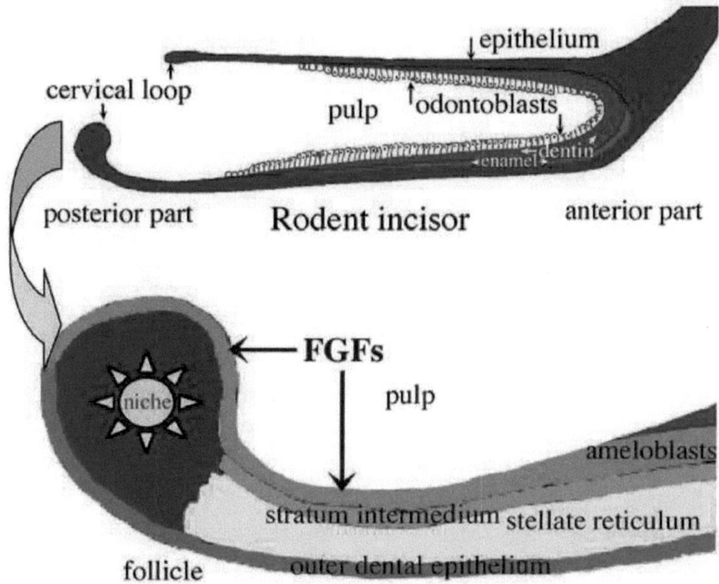

Notch é um grande recetor transmembranar conhecido por controlar a decisão do destino celular e a formação de compartimentos de tecidos durante o desenvolvimento embrionário. As proteínas transmembranares Jagged e Delta-like são ligandos dos receptores Notch. A ligação dos ligandos ligados à membrana ao recetor Notch, que requer contactos íntimos célula-célula, desencadeia a libertação do domínio citoplasmático de Notch que, subsequentemente, funciona como um fator de transcrição no núcleo.

Notch é uma importante molécula de sinalização que controla o destino das células estaminais. Verificou-se que 1-3 dias após o capeamento da polpa, três entalhes se distinguiram,

Notch 1 expresso na camada subodontoblástica

O Notch 2 aumentou no estroma pulpar.

Notch 3 e 1 aumentaram nas estruturas perivasculares[16] .

Estes indicaram a localização diferente de diferentes células estaminais nos dentes. Existem muitas variedades de células estaminais relacionadas com a estrutura dos dentes

- Células estaminais de dentes esfoliados (SHED)

- Células estaminais adultas da polpa dentária (DPSCs)

- Célula estaminal da papila apical (SCAP)

- Célula estaminal do folículo dentário (DFSC)

- Células estaminais do ligamento periodontal (PDLSC)

- Células estaminais mesenquimais derivadas da medula óssea (BMSC) 5[1]

Das células listadas acima, as três primeiras estão associadas à regeneração do complexo dentina-polpa.

a) Células estaminais da polpa dentária (DPSCs)

Após uma lesão dentária, a polpa mostra estar envolvida no processo de reparação chamado dentinogénese reparadora, em que as células elaboram e depositam uma nova matriz de dentina para reparar o local lesionado. Também foi demonstrado que contém precursores capazes de formar odontoblastos sob sinais apropriados como o hidróxido de cálcio. Esta reparação do dente ao longo da vida é sugestiva da presença de células estaminais mesenquimais na polpa, conhecidas como células estaminais da polpa dentária. As células estaminais ectomesenquimais dentárias foram isoladas da polpa dentária (DPSCs) de dentes do siso extraídos. Gronthos identificou pela primeira vez células estaminais adultas da polpa dentária (DPSCs) na polpa dentária humana em 2000 e verificou que as DPSCs podiam regenerar um complexo semelhante à dentina-polpa, que é composto por uma matriz mineralizada com túbulos revestidos por odontoblastos e tecido fibroso contendo vasos sanguíneos numa disposição semelhante ao complexo dentina-polpa encontrado em dentes humanos normais (Gronthos *et al.*, 2000). O mesmo grupo verificou ainda que as DPSCs possuíam características notáveis de capacidade de auto-renovação e de diferenciação em várias linhagens, ao constatar que as DPSCs eram capazes de formar dentina ectópica e tecido pulpar associado *in vivo* e de se diferenciar em adipócitos e células do tipo neural (Gronthos *et al.*, 2002). Estas DPSCs apresentam características semelhantes às das células estaminais mesenquimais derivadas da medula óssea. Por exemplo, ambos os tipos de células aderem ao plástico e são células formadoras de colónias. Em contraste com as células derivadas da medula óssea, verificou-se que as DPSC se diferenciam em células semelhantes a odontoblastos. Formam nódulos esporádicos mas densamente calcificados. Estas células também partilham características de células semelhantes a osteoblastos.

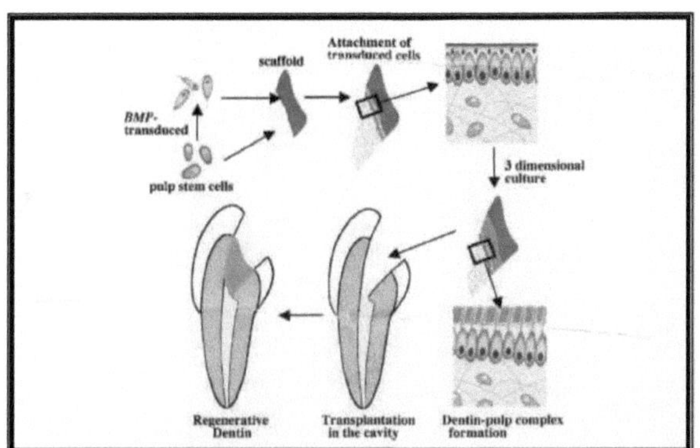

Um estudo de microarray de ADN permitiu distinguir as DPSC das células estaminais mesenquimais derivadas da medula óssea, onde as DPSC expressam diferencialmente genes associados ao ciclo celular. Estes resultados estão de acordo com as descobertas de uma elevada taxa de proliferação nas DFPCs em comparação com as células estaminais mesenquimais. Num estudo adicional, verificou-se que as DPSCs também se diferenciam em adipócitos ou células do tipo neural. É interessante notar que as células estaminais dentárias estão localizadas no nicho perivascular e expressam o marcador de células estaminais Stro-1. As DPSCs expressaram determinados antigénios de superfície, confirmando a integridade celular (Papaccio *et al.*, 2006, Otaki *et al.*, 2007). Os cientistas têm estado a trabalhar para encontrar um suporte eficiente que possa ser carregado com DPSCs e um microambiente adequado para promover a diferenciação das DPSCs. Num estudo recente, as DPSCs foram semeadas em diferentes materiais de suporte tridimensional (3-D) (um colagénio esponjoso, uma cerâmica porosa e uma malha fibrosa de titânio) e implantadas em ratos nus durante 6 ou 12 semanas, o tecido formado não era um complexo semelhante à dentina-polpa, mas algo semelhante a tecido conjuntivo (Zhang *et al.*, 2006). Estes estudos indicam o potencial das DPSCs na engenharia de tecidos dentários.

Origem das DPSCs

Durante a sexta semana de embriogénese, o ectoderma que cobre o estomodeu começa a proliferar, dando origem às lâminas dentárias. As interacções ectoderme-mesoderme conduzem então à formação de placodes. Uma destas estruturas ectodérmicas ovóides desenvolve-se em germes dentários, onde as células da crista neural se diferenciam no órgão dentário, na papila dentária e no folículo dentário. Por conseguinte, a polpa dentária é constituída por composições ectodérmicas e mesenquimatosas, contendo células da crista neural que apresentam plasticidade e capacidade multipotencial. Estas células estaminais adultas são chamadas DPSCs quando encontradas em dentes permanentes. Uma subpopulação de DPSCs denominada células estaminais dentárias produtoras de osso estromal (SBP-DPSCs) FOI isolada da polpa de dentes decíduos esfoliados com positividade para o marcador STRO-1. Estas têm expressão de RUNX-2, um fator de transcrição essencial para a diferenciação de osteoblastos.

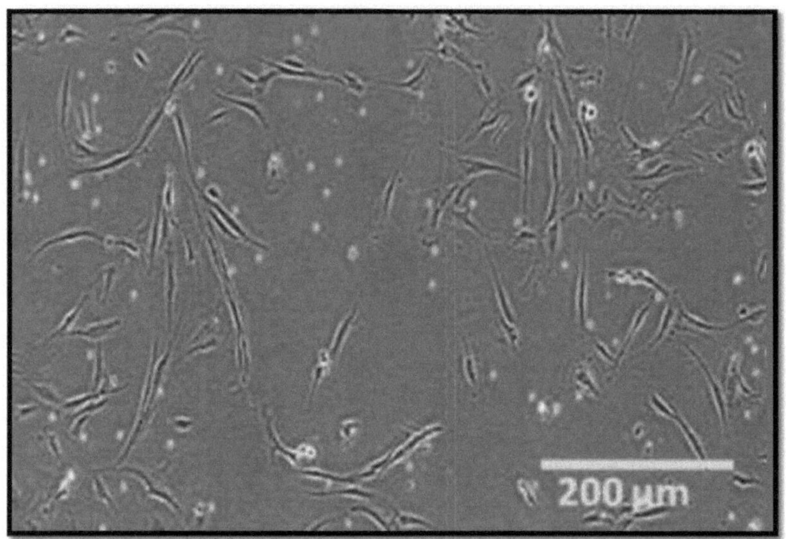

A morfologia das DPSCs humanas é fusiforme

Passagens e senescência de DPSCs

Verifica-se que as DPSCs sobrevivem durante longos períodos e podem ser passadas várias vezes. É possível obter mais de 80 passagens sem sinais claros de senescência. Mesmo após várias passagens, exibem plasticidade e capacidade para a formação de nódulos e lascas de osso in vitro.[17]

Técnica de isolamento

A maior taxa de proliferação tem sido associada ao aumento da expressão da polpa de mediadores específicos do ciclo celular, nomeadamente a *quinase dependente da ciclina6* e *o fator de crescimento semelhante à insulina*. Verifica-se que as células *Stro-1 positivas* se diferenciam em linhagens neurogénicas, adipogénicas, miogénicas e condrogénicas e produzem uma matriz mineralizada quando cultivadas em condições de indução odontogénica. Para isolar as células estaminais adultas e maternas da polpa dentária, são seleccionadas as células que não incorporam o *corante* de ligação ao ADN *Hoechst 33342* durante a divisão celular. Para diferenciar as células estaminais neurogénicas, foi utilizado o *receptor do fator de crescimento nervoso* de baixa afinidade associado à crista neural *(LANGFR)*[16] .

Atualmente, são utilizados dois métodos de isolamento em vários relatórios para isolar DPSC, quer através da *digestão enzimática*, quer através do *método de crescimento*. Huang *et al.* investigaram se os métodos de isolamento de células produzem o mesmo conjunto de população celular. Mesmo a digestão enzimática pode causar danos nas células; permite que diferentes tipos de células formem tipos de colónias compactas e soltas no espaço de 1-2 semanas, que podem ser caracterizadas separadamente. Todas as culturas celulares apresentam uma vasta gama de morfologia celular, como células do tipo fibroblastos, populações de células do tipo endotelial ou epitelial. Gronthos et al. e Batouli et al. aplicaram o método de digestão enzimática e conseguiram demonstrar que as células da polpa dentária se diferenciaram em células do tipo odontoblastos, que também formaram matriz de dentina in vivo. Neste estudo, quando misturadas com hidoxiapatite/fosfato tricálcico, as DPSC derivadas de múltiplas colónias podem ter uma duplicação da população superior a 120, em comparação com as DPSC derivadas de uma única colónia, que tinham 10-20. Aproximadamente 2/3rd de DPSCs de colónia única foram capazes de formar a mesma quantidade de dentina que as DPSCs de colónia múltipla, enquanto outros 1/3rd mostraram uma quantidade limitada de capacidade de formação de dentina[18].

O método de crescimento mostrou que as células são potencialmente capazes de se diferenciar em odontoblastos ou de formar nódulos mineralizados in vitro. No que diz respeito ao comportamento de crescimento e à capacidade de caraterização de colónias de células individuais, o método de digestão parece ser mais razoável. Ambos os métodos demonstraram a capacidade de isolar células que contêm uma pequena população de células precursoras de odontoblastos com critérios típicos de células estaminais somáticas pós-natais, tais como a sua elevada taxa de proliferação, natureza clonogénica e co-expressão de marcadores específicos. Embora o método de crescimento externo seja mais cómodo e não tão extenso do ponto de vista técnico como a digestão enzimática, as células migram para fora dos fragmentos de tecido, crescendo mais lentamente do que as DPSC humanas obtidas pelo método de digestão até se tornarem confluentes em 2-3 semanas. Marcadores de superfície como CD13, CD29, CD44, CD59, CD73, CD90, CD105, CD106, CD146, 3G5 e Stro-1 são potenciais marcadores de DPSCs.

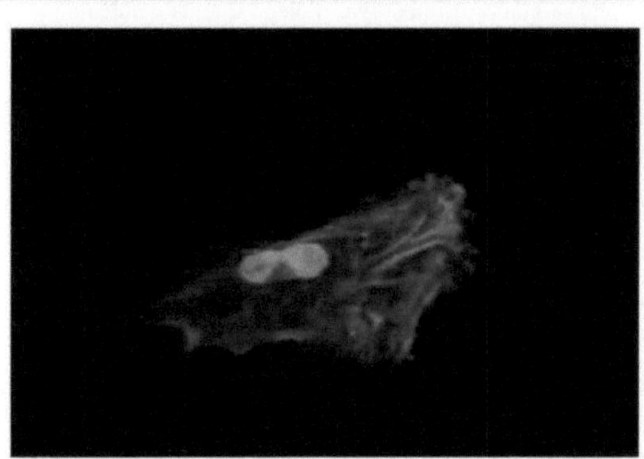

Fig. 1. Cytoarchitecture of a dental pulp stem cell. Cells, selected for c-kit⁺, CD34⁺ and STRO-1⁺ were observed under a confocal microscopy. The green fluorescence stains the cell cytoskeleton (revealed by phalloidin); DAPI stains the nucleus. Original magnification × 400.

Caracterização do marcador intracelular ALPase

A ALPase é frequentemente utilizada como um marcador expresso durante a diferenciação odontoblástica in vitro e in vivo, localizada nas camadas de pré-odontoblastos e odontoblastos. O aumento da atividade da ALPase é uma caraterística frequentemente demonstrada da diferenciação odontoblástica. Lopez-Cazaux et al demonstraram recentemente o efeito dos meios de cultura, resultando numa estimulação significativa da atividade da ALPase nas células da polpa dentária humana após 14 dias de cultura em meios MEM, em comparação com culturas em meios RPMI. Foi também demonstrado que a dexametasona, uma hormona glucocorticoide e conhecida por induzir a diferenciação osteoblástica, pode estimular acentuadamente a atividade da ALPase após 14 dias de cultura. Pode detetar-se que o nível de ALPase permanece constante durante o crescimento celular e aumenta durante a diferenciação, enquanto se observa uma regulação negativa após 3 semanas de confluência, quando se torna visível a formação de nódulos mineralizados.

Caracterização de marcadores extracelulares

Em geral, a formação da matriz extracelular desempenha um papel importante na regeneração dos tecidos. As DPC são capazes de sintetizar uma matriz específica semelhante à dentina. Durante a formação in vivo, que se acredita ser um processo complexo de várias reacções, as fibras de colagénio convertem-se de matriz não calcificada numa fase mineral de apatite rica em carbonato ($Ca_{10}(PO_4)_6(OH)_2$) dentro e à volta das fibras de colagénio, proporcionando uma qualidade rígida e forte. O colagénio predominante nesta matriz é o Col-1, que foi detectado in vitro por uma série de estudos sobre a expressão genética ou a síntese de proteínas. Shiba et al. verificaram que as células da polpa humana sintetizam, para além da laminina e da fibronectina, uma grande quantidade de Col-I por dia em cultura, que foi medida pela deteção do péptido C-terminal do procolagénio tipo I (PIP). A coloração imunocitoquímica que demonstra a síntese da proteína Col-1 em pontos de tempo específicos, devido à intensa coloração positiva, indicou que as células da polpa dentária têm o potencial de formar fibras de colagénio.

As proteínas não colagénicas na dentina segregadas por células semelhantes a odontoblastos são a osteonectina (ON), a osteocalcina (OC), a sialoproteína dentinária (DSP), a fosfoproteína dentinária (DPP), bem como a proteína da matriz dentinária (DMP-1). A DSP e a DPP são produtos de um único transcrito denominado dentin sialophosphoprotein (DSPP) que codifica ambas as proteínas e é considerado um importante marcador fenotípico dos odontoblastos. Foi relatado que as culturas de polpa dentária aumentam drasticamente a expressão genética e proteica de DSP e DSPP, respetivamente, após 14 dias durante a diferenciação. Zhang et al. demonstraram claramente a interação e o nível de expressão genética dependente da fase de Col-1, DSPP e OC. A expressão de OC aumenta depois de a expressão de Col-1 ter atingido o máximo, indicando que a matriz proteica está formada.

Além disso, a regulação positiva da DSPP após 14 dias em cultura pode estar associada à matriz mineralizada rica em colagénio no 21º dia. Depois de demonstrar que as células obtidas da polpa dentária podem formar proteínas matriciais específicas, estas culturas de células podem também formar nódulos mineralizados, tal como estabelecido por Tsukamato et al. Foi demonstrado que a mineralização detectada pela coloração de Alizarin Red S aparece após 2 a 8 semanas em culturas de polpa dentária diferenciadas.

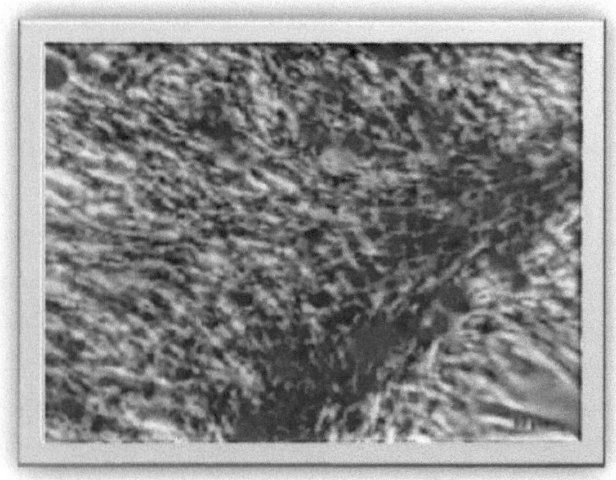

Formação de nódulos de células mineralizadas detectada pela coloração de Alizarin Red S em culturas de células da polpa dentária após 25 dias de cultura e diferenciação induzida

b) *Células estaminais de dentes decíduos esfoliados humanos (SHED):*

A polpa dentária contém uma população de células estaminais, denominadas células estaminais da polpa ou, no caso de dentes imaturos, células estaminais de dentes decíduos esfoliados humanos (SHED). A descoberta de células estaminais em dentes decíduos (Miura *et al.*, 2003) lança uma luz sobre a possibilidade intrigante de utilizar células estaminais da polpa dentária para a engenharia de tecidos (Murray e Garcia-Godoy, 2004; Sloan e Smith, 2007). Por vezes, as células estaminais da polpa são designadas por células odontoblastóides, porque estas células parecem sintetizar e segregar a matriz dentinária como as células odontoblásticas que substituem. Após danos pulpares graves ou exposição mecânica ou a cáries, os odontoblastos são muitas vezes irreversivelmente feridos sob o local da ferida. Os odontoblastos são células pós-mitóticas terminalmente diferenciadas, e não podem proliferar para substituir os odontoblastos subjacentes irreversivelmente lesionados. A origem das células odontoblastóides que substituem os odontoblastos e segregam pontes de dentina reparadoras tem-se revelado controversa.

Inicialmente, foi sugerida a substituição de odontoblastos irreversivelmente lesionados por células odontoblastóides pré-determinadas que não replicam o seu ADN após a indução. Foi proposto que as células dentro da camada rica em células subodontoblásticas ou zona de Hohl adjacente aos odontoblastos se diferenciam em odontoblastóides. No entanto, o objetivo destas células parece estar limitado a um papel de suporte dos odontoblastos, uma vez que a sobrevivência destas células estava ligada à sobrevivência dos odontoblastos e não foi observada qualquer atividade proliferativa ou regenerativa. Um estudo autoradiográfico revelou que mais células foram marcadas perto da ponte de dentina reparadora do que no núcleo pulpar. Os achados auto-radiográficos não mostraram qualquer marcação na camada de odontoblastos existente, ou numa localização específica da polpa. Isto apoiou a teoria de que as células estaminais progenitoras das células odontoblastóides eram células mesenquimatosas indiferenciadas residentes.

As origens destas células podem estar relacionadas com os odontoblastos primários, porque durante o desenvolvimento do dente, apenas a população de células derivadas da crista neural da papila dentária é capaz de responder ao sinal indutivo mediado pela membrana basal para a diferenciação dos odontoblastos. A capacidade de dentes jovens e velhos responderem a lesões através da indução de dentinogénese reparadora sugere que uma pequena população de células progenitoras competentes pode existir na polpa dentária ao longo da vida.

As SHED diferem das DPSC devido à sua elevada taxa de proliferação (Miura *et al.*, 2003), facilidade de expansão *in vitro*, elevada plasticidade, uma vez que podem diferenciar-se em neurónios, adipócitos, osteoblastos e odontoblastos, facilmente acessíveis em doentes jovens (Miura *et al.*, 2003), especialmente adequadas para doentes jovens com dentição mista (Nor, 2006), maior duplicação da população celular e capacidade osteoindutora in vivo. São mesmo capazes de se diferenciar em odontoblastos putativos e são imunorreactivos para a sialofosfoproteína da dentina. No estudo de Miura etal, as SHED não conseguiram reconstituir um complexo dentina-polpa completo como DPSCs. Estes resultados sugerem que as células SHED são diferentes das DPSC no que diz respeito à diferenciação odontogénica e à indução osteogénica. Isto sugere a possibilidade de as SHED serem mais imaturas do que as DPSCs[19] .Cordeiro semeou SHEDs em PLLA (ácido poli-L-lático poroso) pré-formado em scaffolds de fatias de dentes humanos e transplantou-as para o tecido subcutâneo de ratinhos imunodeficientes. Observaram que as SHEDs se diferenciavam em células semelhantes a odontoblastos e apresentavam características morfológicas semelhantes às das células odontoblásticas. Para além disso, verificaram um aumento da densidade de microvasos no coimplante. Verificaram também que as SHEDs transplantadas eram capazes de se diferenciar em vasos sanguíneos que se anastomosavam com a vasculatura do hospedeiro (Cordeiro *et al.*, 2008). Estes estudos provaram que as SHEDs podem ser um recurso ideal de células estaminais para reparar estruturas dentárias danificadas e induzir a regeneração óssea.

No entanto, o debate sobre a natureza das células estaminais precursoras da polpa que dão origem às células odontoblastóides, bem como as questões relativas à heterogeneidade da população da polpa dentária nos dentes adultos, continuam por resolver. Num estudo recente, a SHED resultou na formação de tecido semelhante à polpa dentária fisiológica. Também se diferenciou em células endoteliais de vasos sanguíneos quando transduzida com LacZ[20] . A informação sobre os mecanismos pelos quais estas células são capazes de detetar e responder a lesões dentárias é escassa, mas esta informação será valiosa para utilização no desenvolvimento de engenharia de tecidos e terapias endodônticas regenerativas.

Vantagens do SHED

- Altamente proliferativo com aumento da duplicação da população

- Facilitar a expressão in vitro antes do reimplante

- Obtido a partir de tecido descartável e facilmente acessível em doentes jovens

- Utilizado em doentes com traumatismo com necrose pulpar[19]

* Não invasivo

Isolamento do SHED

A origem pode ser um incisivo primário esfoliado contendo polpa dentária. A coloração com hematoxilina/eosina indicou dentina e polpa que continha odontoblastos, vasos sanguíneos e tecidos conjuntivos. A SHED é capaz de formar aglomerados em forma de esfera quando cultivada. Os aglomerados podiam ser dissociados por passagem através de agulhas e, subsequentemente, cresceram em placas revestidas com gelatina a 0,1%. Um dos obstáculos mais significativos a ultrapassar na criação de tecido pulpar de substituição é a obtenção de células estaminais progenitoras que se dividam continuamente e produzam células ou tecidos pulpares que possam ser implantados em sistemas de canais radiculares. As SHED expressam numerosos factores como o FGF, TGF-β, NGF, BMPCTGF, etc. O TGF-β2 e o TGF-β3 são mais expressos pelas SHED do que pelas DPSC, o que foi confirmado por um estudo realizado em[21] . Está também provado que tem um carácter fenotípico de Oct4, Nanog, endostatina, MUC18 e CD 146[1] 7.

As possibilidades são:

Desenvolvimento de uma linha autógena de células estaminais da polpa humana isenta de doenças e agentes patogénicos e/ou desenvolvimento de técnicas de transplante por biópsia de tecidos utilizando células da mucosa oral

Vantagens da linha de células estaminais da polpa humana

* os doentes não precisam de fornecer as suas próprias células através de uma biopsia,

* os constructos de tecido pulposo podem ser pré-fabricados para uma implantação rápida quando forem necessários.

* Não estão atualmente disponíveis linhas de células estaminais purificadas. Se um paciente fornecer o seu próprio tecido para ser utilizado para criar uma construção de tecido pulpar, é possível que o paciente tenha de esperar algum tempo até que as células tenham sido purificadas e/ou expandidas em número. A obtenção de células estaminais para serem utilizadas em terapias endodônticas, dentárias e médicas é um fator limitante significativo no desenvolvimento de novas terapias e deve ser uma grande prioridade de investigação.

c) Células estaminais da papila apical (SCAP)

Uma série de relatórios clínicos recentes revelaram a possibilidade de muitos dentes que tradicionalmente receberiam apexificação poderem ser tratados para apexogénese. Porque é que a apexogénese pode ocorrer nos dentes permanentes imaturos infectados? A descoberta e o isolamento de uma nova população de células estaminais mesenquimais que residem na papila apical dos dentes incompletamente desenvolvidos fornecem a resposta. As SCAP parecem ser a fonte de odontoblastos primários que são responsáveis pela formação da dentina radicular.

Estas células têm um papel potencial na:

- Formação contínua de raízes

- Cicatrização e regeneração da polpa

- Reimplantação e transplante

- Engenharia de tecidos da polpa/dentina; e

- Engenharia biorootécnica de regeneração

A papila dentária é derivada do ectomesênquima induzido pela lâmina dentária sobreposta durante o desenvolvimento. Evolui para polpa dentária depois de ser envolvida por tecido dentinário produzido por odontoblastos. A papila apical é apical ao diafragma epitelial, e existe uma zona rica em células entre a papila apical e a polpa. É importante salientar que existem células estaminais/progenitoras localizadas tanto na polpa dentária como na papila apical. A papila apical é beneficiada pela sua circulação colateral, o que lhe permite sobreviver durante o processo de necrose pulpar[22] .

Qualidades que tornam a SCAP uma população única de células estaminais pós-natais:

- Maior taxa de absorção de bromodeoxiuridina,

- Número de duplicações da população,

- Capacidade de regeneração dos tecidos

- Número de células STRO I positivas

- Nível mais elevado de survivina (proteína anti-apoptótica)

- Positivo para hTERT (transcriptase reversa da telomerase humana que mantém o comprimento telomérico) (negativo para outras células estaminais mesenquimais)

- Expressa baixos níveis de VEGF, DSPP, TGF-BRIII, MUC18, tubulina, NeuN[1] 8.

Os resultados que sugerem que as SCAP derivadas de tecidos em desenvolvimento são uma fonte de células estaminais para a regeneração de tecidos são

(i)   Papel potencial do SCAP na formação contínua de raízes

Após a remoção cirúrgica da papila apical numa fase inicial do desenvolvimento radicular, verificou-se uma paragem do desenvolvimento radicular, apesar de o tecido pulpar estar intacto (estudo realizado em minipigs). Concluiu-se que é necessária mais investigação para verificar se esta paragem do desenvolvimento radicular não se deve à danificação da bainha epitelial radicular de Hertwig (HERS) durante a remoção da papila apical desse ápice radicular específico.

(ii)   Papel potencial do SCAP na cicatrização e regeneração da polpa

Vários relatos clínicos demonstraram que os dentes permanentes imaturos diagnosticados com polpa não vital e periodontite ou abcesso perirradicular podem sofrer apexogénese. A resposta negativa indica necrose pulpar e infeção. Lin *et al.*, no entanto, descobriram que tecidos vitais podem até estar presentes nas câmaras pulpares de dentes permanentes maduros associados a radiolucências periapicais.

No caso dos dentes permanentes imaturos, o ápice aberto proporcionou uma boa comunicação do espaço pulpar com os tecidos periapicais, pelo que pode ser possível a ocorrência de doenças periapicais enquanto a polpa está apenas parcialmente necrótica ou infetada. As células estaminais no tecido pulpar e na papila apical também podem ter sobrevivido à infeção e permitido a regeneração da polpa e a maturação da raiz. A infeção pode ter passado através do tecido pulpar sobrevivente, atingindo o periápice.

(iii)   Papel potencial do SCAP na reimplantação e no transplante

Estudos centrados nas alterações do tecido pulpar após o reimplante mostraram que vários tecidos duros, incluindo dentina, cemento e osso, podem formar-se no espaço pulpar, dependendo do nível de recuperação da polpa. Se a polpa e a papila apical forem totalmente perdidas, então o espaço do canal radicular pode ser ocupado pelo cemento, PDL e o osso. Vojinovic e Vojinovic verificaram que, após a pulpectomia em dentes imaturos, as células do PDL migram para o espaço pulpar apical durante o processo de reparação. Tsukibhoshi et al mostraram que, após o autotransplante, o estado de sobrevivência da polpa e a formação da raiz podem ser:

(1)   1) Se o dente transplantado tiver uma formação radicular mínima, haverá um desenvolvimento radicular mínimo, se é que haverá algum, após o transplante.

(2)   Se houver formação de raízes, estas continuarão a desenvolver-se até certo ponto ou até ao fim após o transplante.

(3)   O tecido pulpar será eventualmente substituído por tecido duro.

Tanto o SCAP como o HERS parecem ser importantes para o desenvolvimento contínuo das raízes após o transplante.

(iv)   Papel potencial do SCAP na engenharia e regeneração de tecidos da polpa/dentina

A questão de saber se as SCAP são uma fonte de células estaminais mais adequada para a regeneração da polpa do que as DPSC e as SHED, devido ao seu papel natural como fonte de odontoblastos primários, requer uma investigação mais aprofundada. A utilização de células estaminais e de um sistema de suporte ideal pode ser inserida nos canais dos dentes imaturos para permitir a regeneração da polpa e da dentina. A implantação de tecido de engenharia em várias etapas baseia-se na preocupação de que o crescimento dos vasos sanguíneos só pode ocorrer a partir da extremidade apical. O implante único, apesar de ideal, pois evita a introdução de infeção, pode levar à morte celular na região do terço coronal devido à falta de nutrientes.

(v)   Papel potencial do SCAP na engenharia de biorrotas

As SCAP e as PDLSC são utilizadas para formar um bioroot. Num estudo realizado em minipig, SCAP e PDLSC autólogas foram carregadas em scaffolds de HA / TCP e gelfoam, respetivamente, e implantadas no alvéolo do maxilar inferior. Foi pré-criado um canal para deixar espaço para a inserção posterior. Três meses depois, o bioroot foi exposto e foi colocada uma coroa de porcelana. O Bioroot é diferente da raiz natural na medida em que a estrutura da raiz é desenvolvida pelo SCAP de forma aleatória. Está rodeado por tecido

PDL e tem uma relação natural com o osso circundante, tal como os dentes naturais. A resistência mecânica da bio-raiz é de 2/3rd da dos dentes naturais.

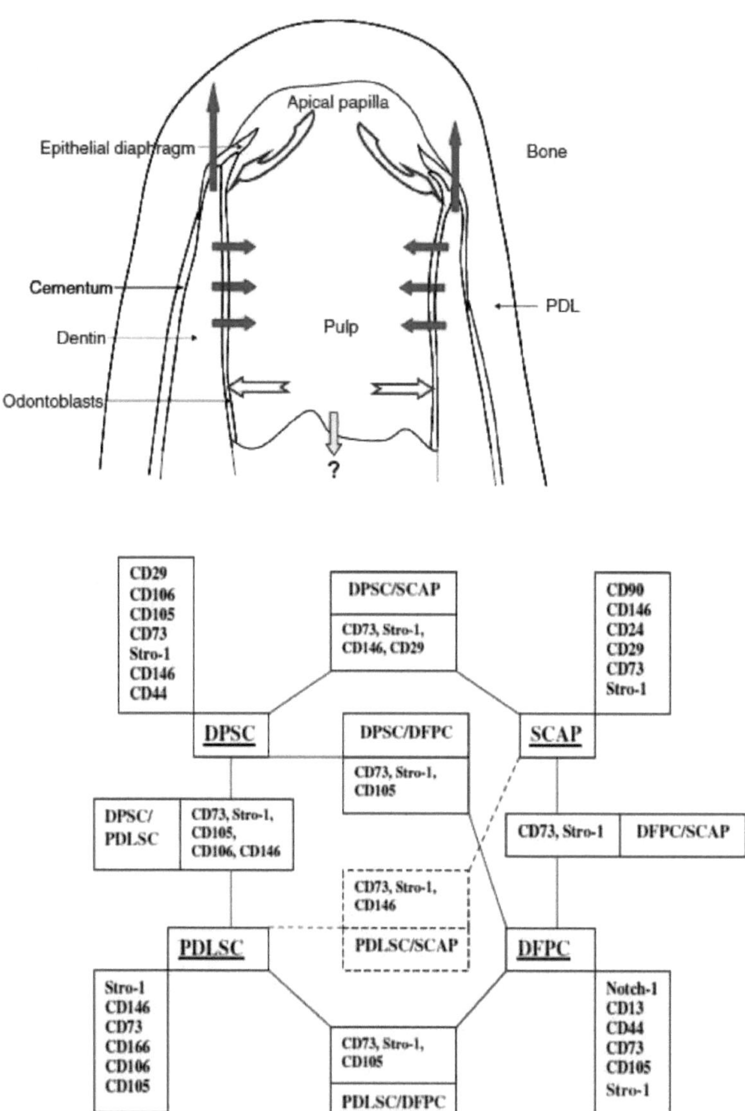

Marcadores de superfície celular seleccionados de DPSCs, SHED, SCAP, PDLSC e DFPC

São necessários mais estudos para verificar o papel das SCAP na formação contínua de raízes após o tratamento, mas as observações clínicas deste grande potencial de cicatrização dos dentes imaturos favorecem a possibilidade de as SCAP na papila apical e, nalguns casos, talvez juntamente com as DPSC na polpa dentária sobrevivente, serem importantes neste processo de cicatrização.

55

SCAFFOLD

Um dos principais métodos subjacentes à engenharia de tecidos envolve o crescimento in vitro das células relevantes para formar o órgão ou tecido tridimensional (3D) necessário. Mas as células não têm a capacidade de crescer em orientações 3D favoráveis, definindo assim a forma anatómica do tecido. Em vez disso, migram aleatoriamente para formar uma camada bidimensional (2D) de células. A 3D é conseguida semeando as células em matrizes porosas, conhecidas como scaffolds, às quais as células se fixam e colonizam. O scaffold é, por conseguinte, um componente muito importante para a engenharia de tecidos.

Propriedades

Requisitos considerados cruciais para a produção de suportes de engenharia de tecidos

(1) O suporte deve possuir poros de interconexão de escala adequada para favorecer a integração e a vascularização dos tecidos.

(2) Ser fabricado a partir de material com biodegradabilidade ou bioresorbilidade controlada, de modo a que o tecido acabe por substituir o andaime,

(3)   têm uma química de superfície adequada para favorecer a fixação, a diferenciação e a proliferação celulares,

(4)   Possuir propriedades mecânicas adequadas para corresponder ao local de implantação e manuseamento previstos,

(5)   Não deve induzir qualquer reação adversa e pode ser facilmente fabricado numa variedade de formas e tamanhos[4] .

Parâmetros estruturais ideais de um suporte de engenharia de tecidos

FUNÇÃO DO ANDAIME	PARÂMETRO DE CONCEPÇÃO DO ANDAIME
Não provocar resposta inflamatória ou toxicidade *in vivo*.	Devem ser biocompatíveis, não tóxicos e não cancerígenos.
Para ajudar no crescimento de tecidos e órgãos tridimensionais.	Suporte tridimensional de forma específica.
Dar lugar a uma densidade de sementeira de células elevada e uniforme.	Elevada porosidade e elevada interconectividade entre poros.
Fornecer a superfície adequada para a fixação, proliferação e diferenciação de funções das células.	Química e topografia óptimas da superfície do polímero.
Permitir interacções significativas com a superfície celular, como a fixação celular.	Elevada relação superfície/volume
Promover a proliferação e migração celular,	Tamanho ótimo dos poros para permitir a penetração

conduzindo ao crescimento do tecido em todo o suporte.	das células, com elevada porosidade e interconectividade entre os poros.
Para direcionar a orientação das células, da MEC e do novo tecido.	Orientação correcta das fibras no interior do andaime.
Para permitir o movimento de nutrientes e resíduos para dentro e para fora do andaime.	Elevada porosidade e interconectividade entre poros.
O andaime pode degradar-se e deixar apenas tecido natural.	A taxa de degradação deve corresponder à taxa de formação de tecido. Os produtos de degradação do polímero não devem ser tóxicos ou promover a inflamação *in vivo*.
Possuir integridade estrutural suficiente para manter a forma *in vivo*, com resistência mecânica suficiente para suportar o tecido em desenvolvimento e resistir a forças *in vivo*.	O andaime deve ter as mesmas propriedades mecânicas do tecido em desenvolvimento.

Características

Um suporte de engenharia de tecidos para o crescimento de células, tecidos ou órgãos é constituído por um material celular de poliuretano poroso biocompatível que inclui uma pluralidade de espaços vazios interligados por poros, tendo o material celular um teor de espaços vazios de 85% a 98% e um rácio área de superfície/volume de 5 a 400 mm /mm^{23} . Os poros têm geralmente uma forma elíptica. O número médio de poros de interconexão numa determinada célula é de 2 a 14, idealmente de 1 a 7.

O material celular tem uma fase mole e uma fase dura. O conteúdo do segmento duro é de 35 a 65%, de preferência de 35 a 55%, idealmente de 40 a 50%.

O andaime é fabricado a partir de

- Um poliol linear de cadeia longa que não tem ligações de carbono terciárias;

- Água;

- Um agente de reticulação;

- Um catalisador de trimerização;

- Um catalisador de expansão e/ou de gelificação; e

- Um tensioativo.

Polióis

Estes incluem os polióis de poliéter, os polióis de policarbonato, os polióis de polidimetilsiloxano e os polióis à base de ácidos gordos. Estes polióis são preferidos devido à sua estabilidade in vivo. Podem ser utilizados outros polióis, como os polióis de poliéster. O peso molecular situa-se entre 400 e 5000, mais preferencialmente entre 500 e 2500. A adesão celular é fundamental para a proliferação de células e, por conseguinte, para o desempenho do suporte. O poliol deve ter uma viscosidade mínima. A redução da viscosidade do poliol de partida é desejável, uma vez que permite maximizar o conteúdo de vazios do andaime.

Agente de ligação cruzada

O agente reticulante é um componente reativo que tem uma funcionalidade de três ou mais. Forma ligações covalentes quando reage com o diisocianato, resultando na formação de uma rede tridimensional dentro do material.

Os agentes de reticulação podem ser agrupados em três classes.

1. Álcoois, incluindo, entre outros, o glicerol, o trimetilol propano e o sorbitol.

2. Aminas, incluindo, entre outras, o MBOCA (3,3'-dicloro-4,4'-diamino-difenilmetano) e a dietilenotriamina.

3. As aminas substituídas por halogéneos são preferidas devido à reduzida atividade da amina.

Uma caraterística destes agentes de reticulação é que funcionam como catalisadores, pelo que podem ser classificados como catalisadores reactivos. É preferível um grau de pureza elevado (99+%).

Água (agente de sopro)

A qualidade da água utilizada na formulação é importante e deve ser controlada. Pode ser utilizada água de grau HPLC com um resíduo por evaporação <0,0005%. No entanto, é preferível utilizar água desionizada sem substâncias oxidáveis detectáveis, cloretos, nitratos, sulfatos e amónio, com um resíduo por evaporação <0,001%, pH 5-8 e níveis de endotoxinas <0,5 UE/ml. A água tem a vantagem adicional de gerar estruturas de alta densidade de energia coesiva no segmento duro, o que melhora a dinâmica da separação de fases.

Catalisadores

Os catalisadores são utilizados para controlar as taxas das respectivas reacções e assim controlar a formação da espuma de poliuretano.

Existem duas classes principais de catalisadores

1) Os catalisadores orgânicos de estanho aceleram principalmente a reação de gelificação.

2) Compostos de aminas terciárias - para promover as reacções de gelificação e de expansão Os catalisadores de aminas terciárias são mais estáveis em termos de armazenamento em misturas de resinas de poliol onde está presente água e são menos tóxicos.

3) Uma outra classe de catalisadores é baseada em carboxilatos. O catalisador de trimerização provoca a trimerização de três isocianatos numa estrutura de isocianurato. Isto acrescenta uma funcionalidade adicional e é particularmente importante porque a reação depende da temperatura...

Surfactante

A função do tensioativo é controlar a formação e o crescimento das bolhas de gás e, com isso, muitas propriedades de processamento e finais do andaime. Na emulsificação das matérias-primas, os tensioactivos permitem a mistura de componentes termodinamicamente incompatíveis de uma formulação de espuma de poliuretano. O tensioativo influencia fortemente o número de células no andaime de espuma final. A concentração de bolhas de gás formadas durante a formação de espuma depende fortemente das características do tensioativo utilizado. O tensioativo reduz a tensão superficial da mistura líquida e, por conseguinte, reduz a energia que o sistema necessita para facilitar a formação e o crescimento das células.

Durante a subida, a viscosidade aumenta gradualmente dentro do material. A estabilidade estrutural aumenta com este aumento de viscosidade e a estrutura torna-se mais autossustentável. Quando o sopro atinge o seu máximo, os vazios esféricos começam a colidir uns com os outros. As superfícies de infração tornam-se localmente achatadas. O tensioativo desempenha um papel fundamental nesta fase. Ao controlar a tensão superficial, algumas das superfícies achatadas dos vazios que colidem rompem-se. À medida que estes se rompem, o material nos vazios flui novamente para o arco principal. Este processo de sopro cria as estruturas tridimensionais de vazios interligados.

Os tensioactivos adequados incluem BF 2270, BF 8002 da Goldschmidt A. G. Estão disponíveis tensioactivos adicionais da Air Products, Osi Inc. e Wacker Silicones.

Extensores de corrente

Trata-se de compostos difuncionais de baixo peso molecular. Durante a reação, os

são formados pela reação do diisocianato com o extensor de cadeia de baixo peso molecular. A água utilizada como agente de expansão também pode ser considerada um extensor de cadeia, uma vez que é um componente funcional de baixo peso molecular.

Existem duas classes principais de extensores de cadeia

1. Dióis (incluindo alcanol aminas)

2. Diaminas

No fabrico de espumas, os dióis são preferidos às diaminas devido à elevada reatividade das diaminas.

Para a preparação de um suporte de engenharia de tecidos, compreendendo as etapas de:-

• preparação de um pré-polímero ;

• preparação de uma mistura de reação de poliol compreendendo um poliol, um extensor de cadeia, um catalisador, um agente de expansão, um agente reticulante, um catalisador e um tensioativo;

• mistura do pré-polímero e do poliol

• distribuição dos ingredientes de reação misturados num molde;

• pós-cura dos ingredientes de reação; e

• extração por solvente do material com um solvente com um parâmetro de solubilidade de 17 a 27 MPa^2 3.

"Hidrogel" é definido como:

"Uma rede polimérica que retém a forma, inchada com uma elevada percentagem de água." Pode ou não estar totalmente inchada quando aplicada e pode ou não dissolver-se em mais água. Devido ao seu elevado teor de água, são geralmente bastante compatíveis com as células e podem entrar em ligação específica ou não específica com os receptores celulares. As proteínas e os polissacáridos que formam os hidrogéis contêm ligandos que se ligam especificamente a determinadas células e constituem suportes úteis para a incorporação de células. Estes hidrogéis podem ser de origem natural ou sintética ou um híbrido concebido dos dois. Os hidrogéis sintéticos não suportam geralmente a ancoragem necessária para as células formadoras de matrizes, mas encapsulam as células de forma eficaz e podem ser modificados para a fixação e entrega de células[24].

a)Os materiais naturais

Estes produtos explorados com êxito para a cultura de células em 3D incluem o colagénio e o amido, o suporte de gelatina e sulfato de condroitina, a celulose reticulada e o ácido hialurónico, o alginato e o colagenglicosaminoglicano, a agarose, a cola de fibrina de quitosano e a fibroína de seda.

b)Suportes orgânicos sintéticos

Estes incluem poliuretano; ácidos poliláctico e poliglicólico e seus copolímeros; poli([varepsilon]-caprolactona); poli(fumaratos de propileno); policarbonatos; polifosfazenos; óxido de polietileno e seu copolímero com tereftalato de polibutileno; pseudo-poliaminoácidos;

poli-hidroxialcanoato; hidrogel de polietilenoglicol; polipropileno fumarato-co-etileno

hidrogel de glicol; hidrogel de polialdeído; e polianidridos[25].

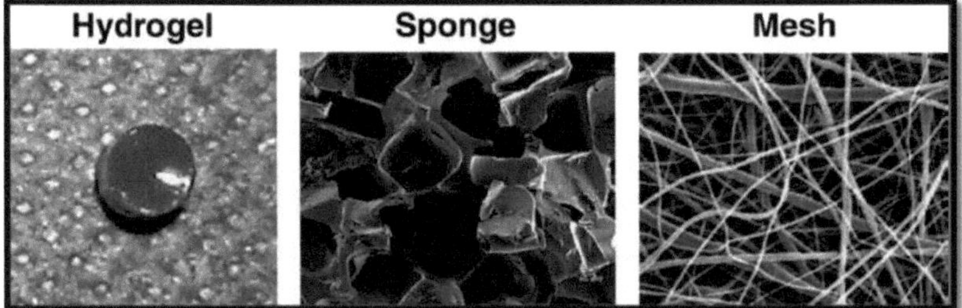

Os polímeros naturais, como o colagénio e a fibronectina, têm a vantagem de uma boa citocompatibilidade e bioatividade. A fibronectina pode mediar a ligação de moléculas de sinalização e desempenhar um papel na interação entre a matriz extracelular e as células, para reorganizar o citoesqueleto dos pré-odontoblastos polarizados no processo de cicatrização de feridas pulpares. O colagénio partilha características químicas e biológicas semelhantes às dos tecidos naturais e tem uma baixa antigenicidade. O colagénio tipo I é o componente predominante da matriz dentinária, bem como da polpa dentária. Considera-se que a presença de colagénio tipo I na dentina oferece locais de iniciação para a calcificação. O colagénio também permite a disposição dos pré-odontoblastos e liga os odontoblastos recém-formados ao tecido pulpar, apoiando uma estrutura de dentinogénese reparadora. Por conseguinte, muitos investigadores têm-se concentrado neste tipo de material de suporte. Finalmente, o colagénio tem sido utilizado como material de cobertura para conseguir a regeneração do complexo dentina-polpa. As matrizes extracelulares sintéticas também têm sido desenvolvidas como potenciais suportes para a dentinogénese reparadora.

O hidrogel de alginato facilita a cicatrização de feridas pulpares e pode fornecer factores de crescimento, como o TGFβl, para melhorar a capacidade regenerativa natural da polpa dentária. O agregado de trióxido mineral (MTA), um pó constituído por partículas hidrofílicas finas de silicato tricálcico, aluminato tricálcico, óxido tricálcico e óxido de silicato, foi recentemente investigado como um potencial material de restauração. O MTA endurece na presença de humidade, evita a microinfiltração, é biocompatível e promove a formação de dentina reparadora. A cerâmica de fosfato de cálcio é também um material geralmente utilizado para a regeneração de tecidos duros devido à sua natureza altamente biocompatível e à capacidade de suportar a diferenciação de células osteogénicas. Na medicina dentária, os materiais relacionados com o fosfato de cálcio são amplamente aplicados como agentes de capeamento da polpa. Além disso, as cerâmicas de fosfato de cálcio têm sido utilizadas para fabricar implantes dentários. Em especial, as cerâmicas porosas constituídas por hidroxiapatite (HA) e fosfato tricálcico (TCP) têm sido utilizadas para a formação de osso ectópico. Estas também mostram uma clara formação de tecido duro in vivo quando semeadas com DPSCs, e exibem abundantes crescimentos de tecido e vasculatura[26].

O titânio é um material altamente biocompatível e mecanicamente forte. Estas propriedades fazem do titânio um dos materiais mais populares para a regeneração óssea e a implantação dentária. Embora não sejam degradáveis, as estruturas de titânio porosas e fibrosas têm grande potencial para fins de engenharia de tecidos duros. A malha fibrosa de titânio apoiou a diferenciação de DPSCs e induziu a formação de nódulos calcificados in vitro. Além disso, o comportamento benéfico in vivo deste andaime também foi confirmado. Nos estudos actuais, o scaffold que utiliza a técnica de fundição por solvente/lixiviação de partículas de PLGA 50/50 mostrou uma porosidade melhorada com boa interconectividade[27].

Uma alternativa à utilização de uma matriz sintética é a utilização de culturas tridimensionais com uma montagem de matriz extracelular endógena. Recentemente, foi desenvolvido o sistema de cultura sem andaimes denominado "engenharia de pellets de células". Este sistema envolve a formação de pellets ou agregados de células, permitindo a interação tridimensional entre as células vizinhas, favorecendo a síntese de matriz extracelular no pellet[20]. Utilizando a abordagem de engenharia de pellets de células, o transplante autógeno de DPSCs numa polpa amputada estimulou a formação de dentina reparadora. Os pellets de DPSCs, quando transplantados para a cápsula renal de ratinhos imunocomprometidos, resultaram na geração de um complexo dentina-polpa de forma regular, contendo túbulos dentinários distintos e pré-dentina[26]. Este método evita vários obstáculos associados aos suportes biodegradáveis e oferece algumas vantagens significativas na engenharia de tecidos dentários.

- Em primeiro lugar, as interacções célula-célula e célula-matriz no pellet de células são mais suficientes e originais do que as da engenharia de tecidos com base em andaimes.

- Em segundo lugar, o movimento celular e a adesão celular selectiva no interior dos pellets são mais nativos do que nos andaimes.

• Além disso, como não são utilizados materiais artificiais, a reação do hospedeiro ao material de enxerto pode ser evitada.

No entanto, a otimização deste sistema de cultura de pellets necessita ainda de mais investigações, incluindo o tempo de cultura in vivo, o tamanho dos pellets, o meio de cultura adequado, etc.

Técnica

Foram desenvolvidas várias técnicas para transformar materiais de andaime sintéticos e naturais em estruturas porosas. Estas técnicas convencionais de fabrico de andaimes são aqui definidas como processos que criam andaimes com uma estrutura de poros contínua e ininterrupta, sem qualquer microarquitectura de canalização de longo alcance. Os andaimes, fabricados através de técnicas convencionais de fabrico de andaimes, são geralmente espumas de polímeros sintéticos. As células não reconhecem necessariamente essas superfícies e, mais importante ainda, as células não podem migrar para além de 500μm da superfície. A falta de oxigénio e de nutrientes determina esta profundidade.

O colagénio tem grandes vantagens, uma vez que proporciona uma superfície favorável à fixação celular. O sistema vascular permite o fornecimento de nutrientes e oxigénio a todo o suporte.

Métodos convencionais

Solution Casting (Reuber *et al.*, 1987; Schmitz e Hollinger, 1988).

O PLGA é dissolvido em clorofórmio e depois precipitado pela adição de metanol O osso liofilizado desmineralizado pode ser combinado com o PLGA, e o material compósito é depois pressionado num molde e aquecido a 45-48 C durante 24 horas para criar o suporte.

Malhas de fibra/colagem de fibras (Cima *et al.*, 1991)

As fibras, produzidas por tecnologia têxtil, têm sido utilizadas para fabricar andaimes não tecidos de PGA e PLLA. A falta de estabilidade estrutural destes andaimes não tecidos resultou frequentemente em deformações significativas devido às forças contrácteis das células que foram semeadas no andaime. Este facto levou ao desenvolvimento de uma técnica de ligação de fibras para aumentar as propriedades mecânicas dos suportes. Para o efeito, dissolve-se o PLLA em cloreto de metileno e coloca-se sobre a malha de PGA. O solvente é deixado evaporar e a construção é então aquecida acima do ponto de fusão do PGA. Depois de a construção PGA-PLLA ter arrefecido, o PLLA é removido por dissolução em cloreto de metileno novamente. Este tratamento resulta numa malha de fibras de PGA unidas nos pontos de cruzamento.

Lixiviação de partículas por fundição com solvente (Mikos *et al.*, 1994, 1996)

Esta técnica envolve a produção de uma solução de PLLA em clorofórmio e a adição de partículas de sal de um diâmetro específico para produzir uma suspensão uniforme. O compósito é então imerso em água, onde o sal é lixiviado para produzir uma estrutura porosa.

Separação de fases (Lo *et al.*, 1995)

Um polímero sintético biodegradável é dissolvido em fenol ou naftaleno fundido e podem ser adicionadas à solução moléculas biologicamente activas, como a fosfatase alcalina. A temperatura é então reduzida para produzir uma separação de fase líquido-líquido e arrefecida para formar um sólido de duas fases. O solvente é removido por sublimação para dar origem a um suporte poroso com moléculas bioactivas incorporadas na estrutura.

Moldagem por fusão (Thompson *et al.*,1995a)

Este processo envolve o enchimento de um molde de Teflon com pó de PLGA e microesferas de gelatina, de diâmetro específico, e, em seguida, o aquecimento do molde acima da temperatura de transição vítrea do PLGA, aplicando pressão sobre a mistura. Este tratamento provoca a ligação entre as partículas de PLGA. Uma vez removido o molde, o componente de gelatina é lixiviado por imersão em água e o andaime é então seco. Os andaimes produzidos desta forma assumem a forma do molde.

Liofilização de emulsões (Whang *et al.*, 1995)

Este processo consiste em adicionar água ultrapura a uma solução de cloreto de metileno com PGA. As duas camadas imiscíveis são depois homogeneizadas para formar uma emulsão água-em-óleo, que é depois arrefecida em azoto líquido e liofilizada para produzir a estrutura porosa.

Espumação de gás (Mooney *et al.*, 1996)

Um polímero biodegradável, como o PLGA, é saturado com dióxido de carbono (CO_2) a altas pressões. A solubilidade do gás no polímero é então diminuída rapidamente, trazendo a pressão do CO_2 de volta ao nível atmosférico. Isto resulta na nucleação e crescimento de bolhas de gás, ou células, com tamanhos que variam entre 100 e 500 μm no polímero.

Liofilização (Hsu *et al.*, 1997)

Os polímeros sintéticos, como o PLGA, são dissolvidos em ácido acético glacial ou benzeno. A solução resultante é então congelada e liofilizada para produzir matrizes porosas. O congelamento da dispersão ou solução resulta na formação de cristais de gelo que forçam e agregam as moléculas de colagénio nos espaços intersticiais. Os cristais de gelo são então removidos por liofilização. O tamanho dos poros pode ser controlado pela taxa de congelação e pelo pH; uma taxa de congelação rápida produz poros mais pequenos.

A solidificação unidirecional foi utilizada para criar uma estrutura homogénea de poros 3D. A desidratação do colagénio congelado utilizando etanol e, em seguida, a secagem no ponto crítico também foi utilizada

utilizados para fabricar andaimes de colagénio. Estas estruturas de colagénio são depois reticuladas por meios físicos ou químicos para reduzir a solubilidade, a antigenicidade e a taxa de degradação. A reticulação física envolve a exposição a irradiação ultravioleta ou gama, ou tratamento desidrotérmico. A reticulação química é conseguida através da utilização de agentes bifuncionais como o glutaraldeído (GTA) e o diisocianato de hexametileno ou através da ativação do grupo carboxilo com carbodiimidas[4] . Outros polímeros naturais, como a quitina e o alginato, são também fabricados em andaimes utilizando a secagem por congelação.

Limitações dos actuais suportes de engenharia de tecidos

1) A degradação de polímeros sintéticos, tanto em condições in vitro como in vivo, liberta subprodutos ácidos que suscitam preocupações quanto ao facto de o microambiente do suporte poder não ser ideal para o crescimento de tecidos.

2) O ácido lático é libertado do PLLA durante a degradação, reduzindo o pH, o que acelera ainda mais a taxa de degradação devido à autocatálise, resultando num ambiente altamente ácido adjacente ao polímero. Este ambiente pode afetar negativamente a função celular.

3) As células ligadas aos suportes têm de passar por várias semanas de cultura in vitro antes de o tecido ser adequado para implantação. Qualquer alteração no pH pode resultar em efeitos diferentes.

4) Além disso, os polímeros sintéticos actuais não possuem uma química de superfície que seja familiar às células, que in vivo se alimentam de uma matriz extracelular constituída principalmente por colagénio, elastina, glicoproteínas, proteoglicanos, laminina e fibronectina. Em contrapartida, o colagénio é o principal constituinte proteico da matriz extracelular e é reconhecido pelas células, além de ser quimiotático. Os suportes de colagénio apresentam uma superfície mais nativa do que os suportes de polímeros sintéticos para fins de engenharia de tecidos.

5) Os polímeros podem provocar uma resposta imunitária, embora a antigenicidade do colagénio possa ser reduzida por tratamento com pepsina para remover as regiões telopeptídicas ou por reticulação.

6) As técnicas convencionais de fabrico de andaimes são incapazes de controlar com precisão a dimensão dos poros, a geometria dos poros, a distribuição espacial dos poros e a construção de canais internos no interior do andaime.

7) Os andaimes produzidos por lixiviação de partículas por fundição com solvente não podem garantir a interconexão dos poros, uma vez que esta depende do facto de as partículas de sal adjacentes estarem ou não em contacto. Além disso, formam-se camadas de pele durante a evaporação e a aglomeração das partículas de sal dificulta o controlo da dimensão dos poros.

8) Além disso, só podem ser produzidas secções transversais finas do andaime devido à dificuldade de remover as partículas de sal nas profundezas da matriz.

9) Excluindo a formação de espuma de gás e a moldagem por fusão, as técnicas convencionais de fabrico de andaimes utilizam solventes orgânicos, como o clorofórmio e o cloreto de metileno, para dissolver polímeros sintéticos numa determinada fase do processo. A presença de solventes orgânicos residuais é o problema mais significativo que estas técnicas enfrentam devido aos riscos de toxicidade e carcinogenicidade que representam para as células.

10) Além disso, as técnicas convencionais de fabrico produzem estruturas de espuma.

As células são então semeadas e espera-se que cresçam no suporte. Esta abordagem resultou no crescimento in vitro de tecidos com secções transversais inferiores a 500µm a partir da superfície externa. As células pioneiras não conseguem migrar para o interior do suporte devido à falta de nutrientes e oxigénio e à remoção insuficiente de produtos residuais; a colonização celular na periferia do suporte está a consumir, ou a atuar como uma barreira eficaz à difusão de oxigénio e nutrientes para o interior do suporte. Assim, as células só são capazes de sobreviver perto da superfície.

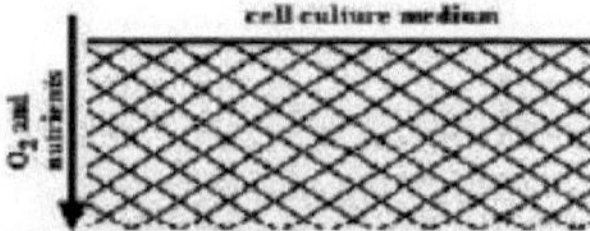

a) Tissue engineering scaffold which is an open-cell foam structure. Oxygen and nutrients are supplied from the liquid cell culture medium.

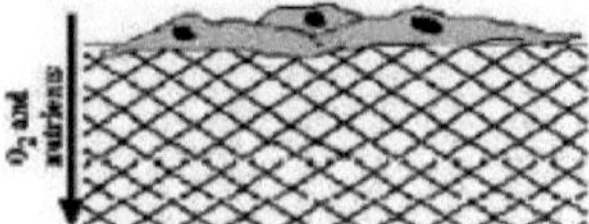

b) Cell seeding on scaffold.

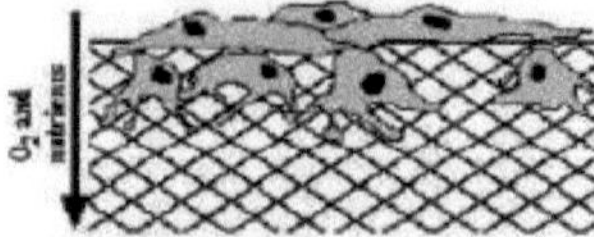

c) Cells start to proliferate and migrate into the pores of the scaffold.

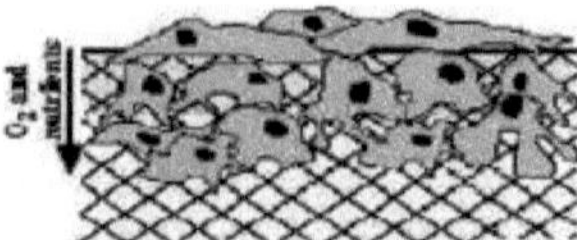

d) The cells fully colonise the pores and start to lay down their own extracellular matrix.

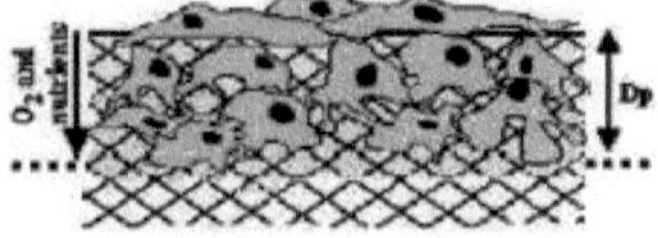

e) The top layer of cells consumes most the oxygen and nutrients in addition to limiting the diffusion of these components, thus reducing the amount available for pioneering cells migrating deep into the scaffold. Eventually, cellular migration is halted due to the lack of oxygen and nutrients supply. The layer of cells that can survive on the diffusion of oxygen and nutrients from the medium is called the cellular penetration depth (Dp).

Fabrico de formas livres sólidas

A transferência de tecnologia do fabrico de formas livres sólidas (SFF) para a engenharia de tecidos pode ser a chave para produzir andaimes com uma forma externa personalizada e uma morfologia interna predefinida e reproduzível, que não só pode controlar o tamanho dos poros, a porosidade e a distribuição dos poros, como também pode criar estruturas para aumentar o transporte em massa de oxigénio e nutrientes através do andaime. As tecnologias SFF envolvem a construção de objectos 3D utilizando estratégias de fabrico em camadas. O processo geral envolve a produção de um modelo gerado por computador utilizando software de desenho assistido por computador (CAD). Este modelo CAD é então expresso como uma série de camadas de secções transversais. Os dados são então implementados na máquina SFF, que produz o modelo físico. Começando de baixo para cima e construindo camadas, cada camada recém-formada adere à anterior. Cada camada corresponde a uma divisão transversal. O pós-processamento pode ser necessário para remover as estruturas de suporte temporárias[4] .

Os principais sistemas que se enquadram nesta categoria são:

* litografia estéreo (SLA),

* sinterização selectiva por laser (SLS),

* modelação por deposição fundida (FDM),

* plotter de três d, impressão por jato de mudança de fase e

* impressão tridimensional (3-DP).

Cada processo de fabrico de SFF tem as suas próprias vantagens e desvantagens no fabrico de andaimes.

Impressão tridimensional (3DP) (Bredt *et al.*, 1998)

A 3DP incorpora a tecnologia convencional de impressão por jato de tinta (controlo dos eixos x e y) para ejetar um aglutinante de uma cabeça de jato, que se move de acordo com os dados da secção transversal CAD, sobre uma superfície de pó de polímero. O aglutinante dissolve-se e junta as partículas de pó adjacentes. A câmara do pistão é baixada (controlo do eixo z) e enchida novamente com outra camada de pó e o processo é repetido. O pó não ligado actua como suporte de características salientes ou não ligadas e tem de ser removido após a conclusão do componente.

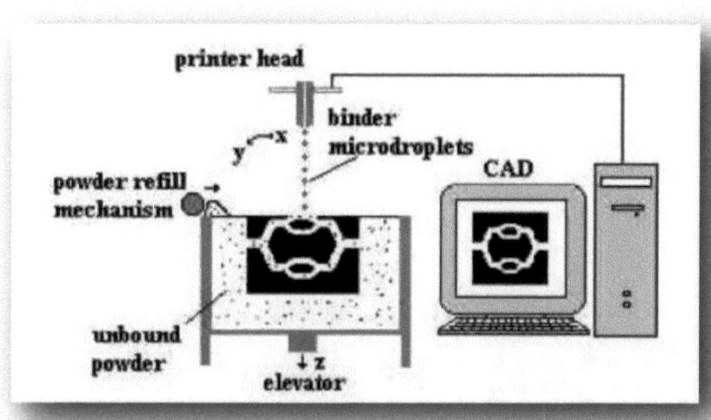

Estereolitografia (SLA)(Hull, 1990)

O processo envolve a polimerização selectiva de um monómero líquido fotopolimerizável por um feixe de laser ultravioleta. O feixe UV é guiado (controlo dos eixos x e y) para a superfície do monómero líquido de acordo com os dados da secção transversal do CAD. Após a construção da primeira camada, o elevador que contém o modelo é baixado para a cuba (controlo do eixo z), de modo a permitir que o fotopolímero líquido cubra a superfície. Um "braço raspador" é então deslocado sobre o líquido para aplanar a superfície. O procedimento repete-se até à conclusão do modelo. Este sistema exige que sejam acrescentadas estruturas de apoio ao modelo, para evitar que os elementos pendentes ou não ligados entre si caiam no fundo da cuba cheia de líquido. Após a conclusão, o modelo é levantado e as estruturas de suporte são removidas manualmente.

Modelação por deposição fundida (FDM) (Scott, 1991)

A FDM utiliza um bocal em movimento para extrudir uma fibra de material polimérico (controlo dos eixos x e y) a partir da qual o modelo físico é construído camada a camada. O modelo é baixado (controlo do eixo z) e o procedimento é repetido. Embora a fibra também deva produzir estruturas externas para suportar elementos pendentes ou não conectados que precisam de ser removidos manualmente, os tamanhos dos poros nos andaimes de engenharia de tecidos são suficientemente pequenos para que o fio de fibra possa atravessar sem estruturas de suporte adicionais.

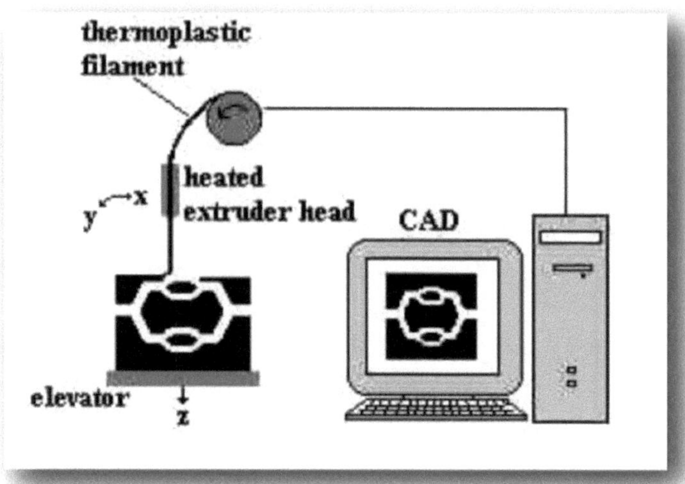

3D Plotter (Landers e Mulhaupt, 2000)

Este sistema, desenvolvido por investigadores da Universidade de Freiburg, envolve uma cabeça de extrusão móvel (controlo dos eixos x, y e z) e utiliza ar comprimido para forçar a saída de um líquido ou de um meio de plotagem semelhante a um pastel. A cabeça da extrusora pode ser aquecida até à temperatura necessária. O meio solidifica quando entra em contacto com o substrato ou a camada anterior.

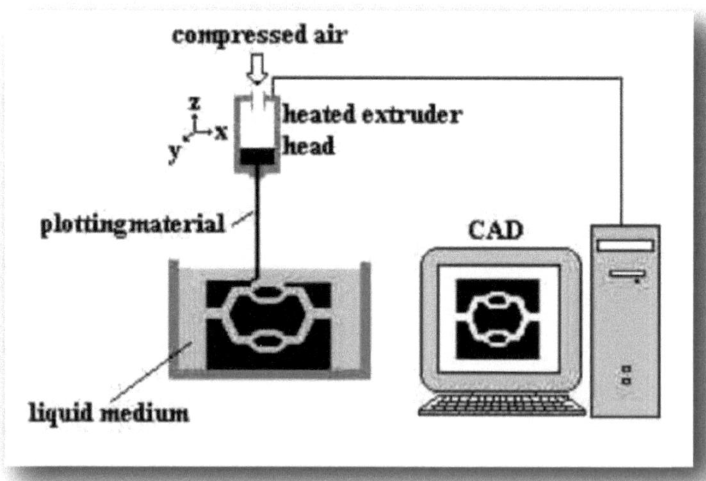

Impressão por jato de mudança de fase (Philbrook *et al.*, 1996)

Este sistema inclui duas cabeças de impressão de jato de tinta, cada uma fornecendo um material diferente, um material para construir o modelo real e o outro actuando como suporte para quaisquer características não ligadas ou salientes. As cabeças de jato geram micro gotículas fundidas, que são aquecidas acima da temperatura de fusão do material e depositadas de acordo com a necessidade. As microgotas solidificam com o impacto para formar uma pérola. A sobreposição de esferas adjacentes forma uma linha e a sobreposição de linhas adjacentes forma uma camada.

Após a formação da camada, pode ser utilizado um braço de corte rotativo horizontal para aplanar a superfície superior e controlar a espessura da camada. A plataforma é baixada e o processo é repetido para construir a camada seguinte, que adere à anterior, até que a forma do modelo esteja completa. Uma vez construído, o modelo pode então ser imerso num solvente seletivo para o material de suporte, mas não num solvente para o material de construção, de modo a deixar o modelo físico com a forma desejada.

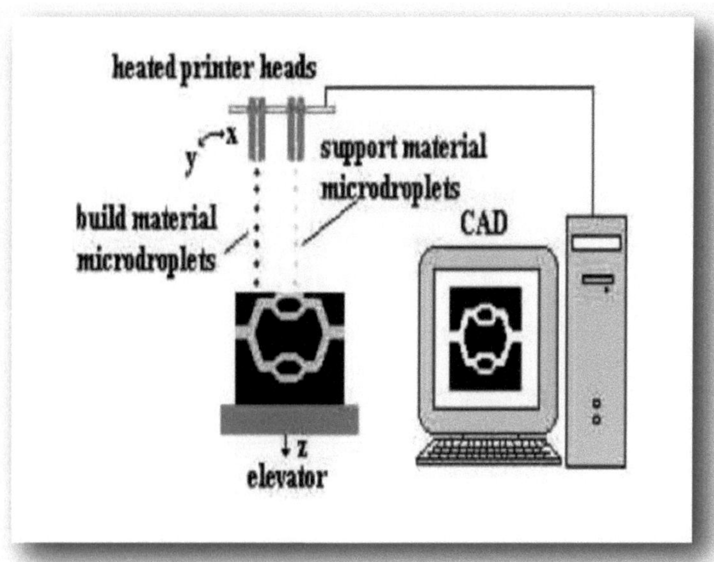

Vantagens e limitações das técnicas de fabrico de SFF.

Técnica	Vantagens	Limitações
SLA	Relativamente fácil de remover. materiais de apoio. Pequenas características exactas.	Limitada pelo desenvolvimento de material polimérico líquido fotopolimerizável, biocompatível e biodegradável.
SLS	Boas resistências à compressão. Maior escolha de materiais. Sem solventes.	Temperaturas de processamento elevadas. Os materiais presos em pequenos elementos interiores são difíceis de

		remover.
FDM	Não há aprisionamento de material em pequenos elementos. Sem solventes. Boas resistências à compressão.	Necessita de material de suporte para estruturas irregulares. Anisotropia entre as direcções XY e Z.
3D-P	Maior escolha de materiais. Baixo efeito térmico na matéria-prima.	Material preso irremovível. utilização de solventes orgânicos tóxicos.

Andaimes fabricados com moldes sólidos de fabrico livre

Uma escola de pensamento diferente envolve a utilização do sistema SFF para fazer um molde, fundir um material biocompatível e biodegradável no molde e depois remover o molde.

O molde é concebido para possuir a forma negativa do suporte previsto de miofibroblastos e fibrinogénio, que é lançado no molde e a polimerização da fibrina é induzida.

No entanto, estas técnicas de moldagem só têm sido utilizadas para controlar a forma externa do andaime; não são capazes de criar estruturas de corte inferior no interior do andaime[24] .

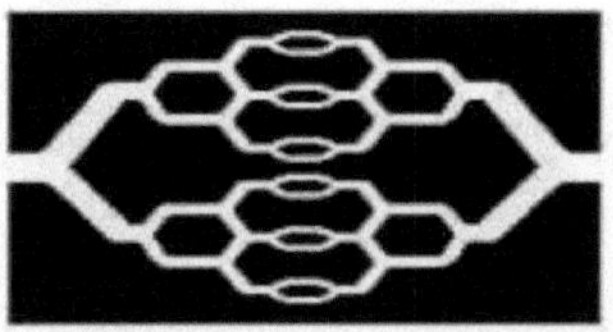

a) Envisioned scaffold

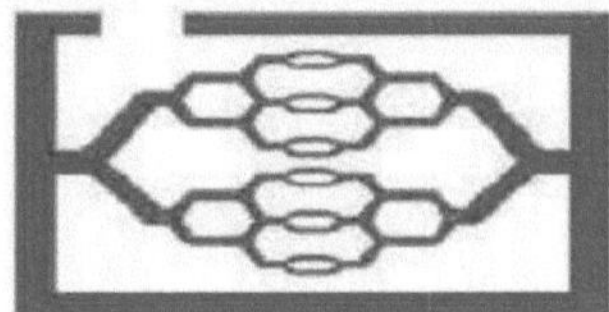

b) Mould, possessing the negative shape of the envisioned scaffold, is designed on a computer workstation using CAD. The mould is manufactured using SFF technology.

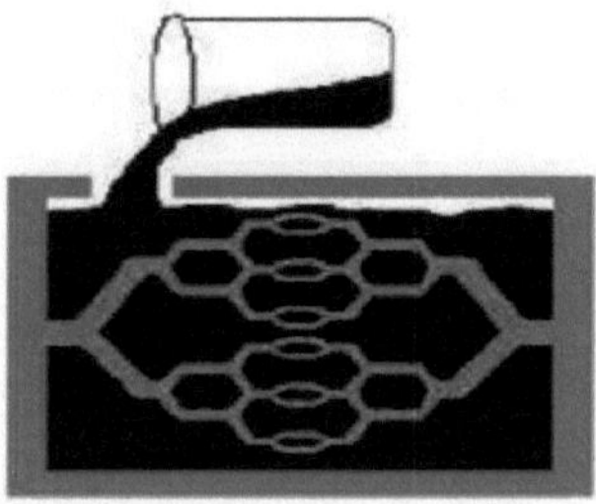

c) Biodegradable material is cast into the mould and solidified.

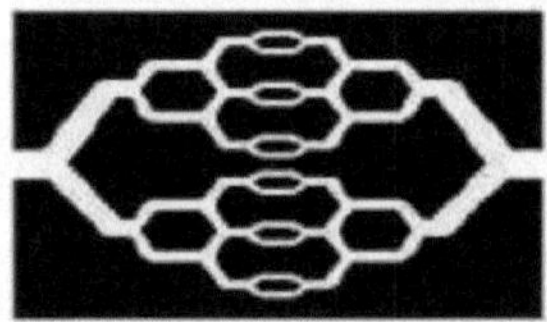

d) Mould is removed by thermal or chemical dissolution techniques to free the scaffold.

ANDAIMES INTELIGENTES: O FUTURO:

Um dos papéis básicos de um suporte na engenharia do tecido ósseo é atuar como transportador de células e manter o espaço e criar um ambiente no qual as células possam proliferar e produzir a matriz óssea desejada. As células transplantadas perdem frequentemente a função desejada após a transferência do sistema de cultura in vitro para o local recetor in vivo. Para resolver estes problemas, estão a ser desenvolvidos suportes com a capacidade de fornecer factores bioquímicos a uma taxa predeterminada durante um período de tempo definitivo. Estes andaimes inteligentes têm a vantagem de serem capazes de:

1. Promove a invasão capilar precoce

2. Manter a atividade celular e o fenótipo desejado

3. Induzir a diferenciação osteoblástica de células progenitoras existentes no tecido recetor.

Estes materiais inteligentes podem revolucionar a investigação no domínio da engenharia de tecidos, uma vez que a libertação controlada de factores bioquímicos e de crescimento a partir de um suporte pode aumentar a penetração, a proliferação e a diferenciação das células e a produção de matriz óssea, bem como melhorar a vascularização dos enxertos[28] .

SELECÇÃO DE SUPORTES QUE NÃO SEJAM GÉIS PARA SISTEMAS MODELO

Uma vez que os modelos *in vitro* promissores conduzem normalmente a ensaios em animais experimentais, que são dispendiosos, o argumento a favor da utilização de um material de suporte com as credenciais de sucesso evolutivo dos polímeros de colagénio é forte. Daí a variedade de formas de andaimes de colagénio que podem ser montados em laboratório. Para além dos géis, são mencionados os andaimes de espuma, de fibra e de membrana.

Andaimes de espuma de colagénio

As espumas de colagénio (frequentemente designadas por esponjas) foram descritas por Chvapil (1977). As espumas de colagénio são fabricadas por liofilização de uma solução de colagénio colocada num molde com a configuração pretendida. Tal como os géis, as espumas não reticuladas ou ligeiramente reticuladas são facilmente contraídas por células mesenquimatosas. Ao contrário dos géis de colagénio, não restringem a divisão celular porque as células nos compartimentos da espuma ocupam superfícies, enquanto as células nos géis estão completamente rodeadas pela matriz de colagénio. Após a reticulação física ou química [luz ultravioleta (UV), por exemplo] de intensidade e duração suficientes, as estruturas de espuma tornam-se resistentes à contração pelas células dos tecidos e apresentam uma resistência diminuída ou aumentada à degradação pela colagenase, dependendo do regime de reticulação[29] .

Andaimes de fibras de colagénio

Os andaimes constituídos por fibras de colagénio fiadas foram fabricados na Tissue Engineering Inc. As fibras com diâmetros de 300 nm, bem como as fibras maiores (na gama dos micrómetros) foram fabricadas à escala comercial. Podem ser formadas em lãs por emaranhamento. Quando reticuladas por métodos que não alteram a reticulação nativa de 67 nm, as fibras são consideravelmente mais resistentes à colagenase do que os andaimes de espuma ou gel.

Suportes de membrana de colagénio

As membranas de colagénio podem ser preparadas permitindo que o colagénio em solução seque numa superfície à qual não se ligue, como o Teflon ou o polietileno. A espessura da membrana pode ser controlada pela concentração de colagénio utilizada e pela espessura do gel que é permitido formar depois de o colagénio neutralizado ser vertido no molde em que é seco[29] .

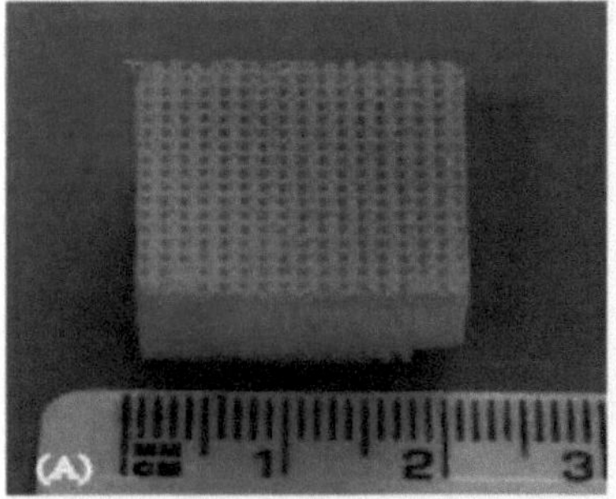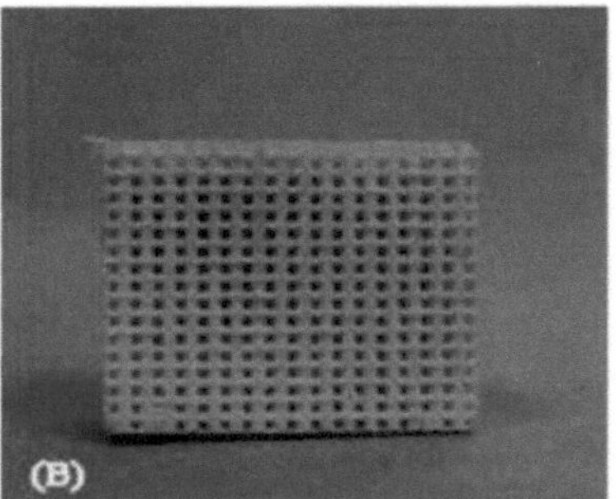

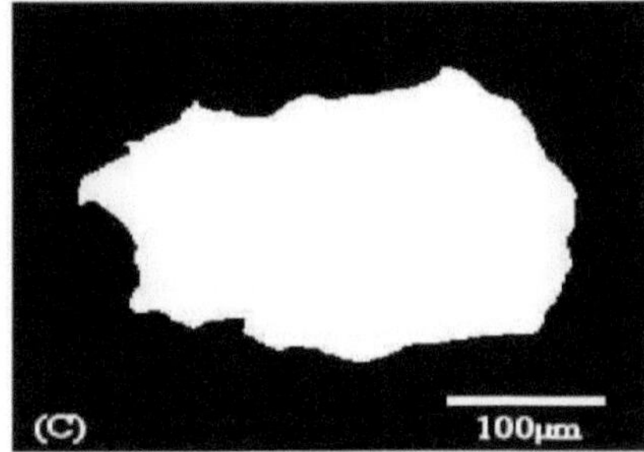

. (A) & (B) Scaffold fabricado em forma livre sólida (SFF) produzido através da técnica de sinterização selectiva por laser (SLS), o material é poliamida Duraform. (C) Imagem de limiar de um único poro com fraca simetria formado por sinterização selectiva por laser.

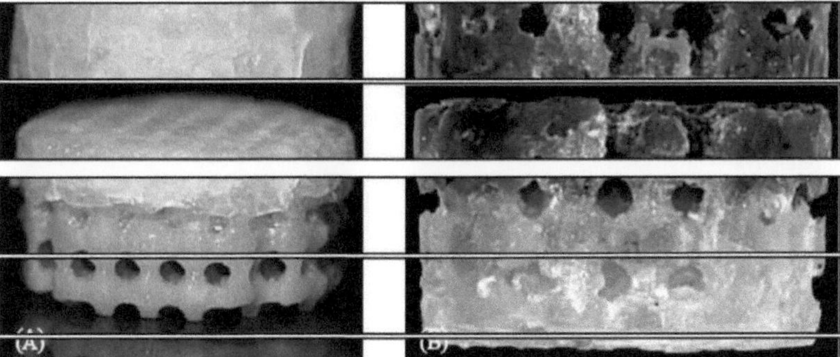

(A) Andaime bifásico de PLA/HA (iop=PLA, bottom=HA). Os poros globais de PLA são 600μm, os poros globais de HA são 500μm.

(B) Estrutura bifásica de PLA/PGA (em cima=PGA, em baixo=PLA), poros ortogonais de 800μm.

Andaimes cerâmicos

O fosfato de cálcio (Ca/P), os vidros bioactivos e as cerâmicas de vidro têm sido amplamente aplicados na regeneração de tecidos duros, como substitutos ósseos, e também na reparação de tecidos dentários como agente de capeamento pulpar. Os suportes de Ca/P consistem em β-fosfato tricálcico (β-TCP) ou hidroxiapatite (HA). A intenção de produzir um andaime de TCP e/ou HA baseia-se no facto de ambos ocorrerem na matriz mineral do osso e do dente. Devido à semelhança com o tecido naturalmente mineralizado, são muito adequados como materiais biocompatíveis e osteoindutores. Além disso, podem ser produzidos sinteticamente e são atualmente a tecnologia de ponta em aplicações médicas.

O TCP e a HA são ambos aplicados não só na regeneração óssea, mas também em processos de cicatrização terapêutica de defeitos ósseos na regeneração dentária e na cirurgia maxilofacial. Foi analisada e discutida uma série de técnicas para preparar pó de HA e cerâmicas densas ou porosas, divididas em métodos húmidos e reacções no estado sólido. Resumidamente, o fabrico pode ser efectuado por precipitação, técnica hidrotérmica e hidrólise de Ca/P, obtendo-se várias morfologias, estequiometrias e níveis de cristalinidade.

O material parece ser uma aplicação bastante adequada para dentes artificiais e regeneração dentária. No entanto, está limitado a implantes sem carga ou a material de enchimento como revestimento ou pó devido à fraca resistência à fratura, que depende também das técnicas de preparação (processamento, moldagem e densificação) e da porosidade. No entanto, as aplicações clínicas de HA ou TCP, respetivamente, baseiam-se nas seguintes vantagens:

* melhorando a fixação celular do tecido duro circundante;

* formação de uma ligação forte entre o implante e o tecido com elevada resistência e

* períodos de cicatrização mais curtos em comparação com os implantes metálicos.

Estudos anteriores realizados por Gronthos et al. demonstraram o comportamento in vivo de DPSC em conjunto com pó cerâmico granular (TCP/HA) devido ao transplante em ratinhos imunocomprometidos. Os resultados mostraram a geração de uma camada de matriz semelhante à dentina na superfície das partículas de HA/TCP, indicando o seu potencial como material bioativo para a reparação do complexo dentina-polpa.

Cerâmica de vidro bioactiva

Uma outra invenção para aplicação clínica na manutenção e regeneração de tecidos foi feita por Hench e a sua equipa em 1969, que prepararam vidros bioactivos devido a uma composição química específica. Deste modo, a principal vantagem do vidro bioativo é a indução de uma ligação interfacial rápida e direta ao tecido duro devido à equivalência biológica dos componentes inorgânicos do tecido mineralizado e da HA em crescimento na superfície do material bioativo. Em geral, os vidros bioactivos são suportes adequados e, em particular, as cerâmicas de vidro de renanite. Estes sistemas baseiam-se em componentes SiO2-Na2O-CaO-P2O5 que apresentam boas condições de cristalização e crescimento de cristais, formando uma camada de apatite de carbonato de hidroxilo (HCA) em fluido corporal simulado, um sistema tampão com uma concentração de iões semelhante à do plasma sanguíneo humano. Ao preparar materiais de vidro bioativo como um suporte poroso aberto, a reatividade é ainda maior para formar apatite devido à superfície alargada exposta à solução para troca iónica e reação. Além disso, é necessária uma taxa de dissolução controlada (solubilidade) para conceber um suporte ou mesmo um pó granulado, que seja fiável sem qualquer perda de volume, tal como um material de enchimento/capa em medicina dentária. Desta forma, o material tem de ser estável e de suporte antes de ocorrer a regeneração de novos tecidos.

Foi demonstrado que o efeito do vidro bioativo pode ocorrer devido a alterações químicas no ambiente extracelular. A atividade dos osteoblastos é, por conseguinte, reforçada através dos produtos de dissolução libertados, como o fosfato de cálcio. Com base em estudos anteriores e em implantações bem sucedidas, o material pode ser um material potencial para regenerar o complexo dentina-polpa devido ao aumento da atividade dos odontoblastos na superfície específica.

Compósitos

A produção e aplicação de compósitos de polímeros sintéticos bioreabsorvíveis e Ca/P bioactivos, tais como HA, TCP ou vidros bioactivos seleccionados, tornaram-se cada vez mais importantes, tirando partido das propriedades bioactivas e bioreabsorvíveis para orientar os processos de formação de tecidos. Deste modo, a conceção centra-se na minimização das desvantagens e na utilização das propriedades vantajosas dos componentes individuais para desenvolver uma estrutura de engenharia de tecidos optimizada com propriedades definidas, incluindo a taxa de degradação in vivo equilibrada para a formação de novos tecidos. Uma outra vantagem dos compósitos é o aumento da resistência do suporte, uma vez que as cerâmicas bioactivas são relativamente rígidas. Os polímeros reabsorvíveis são, por outro lado, mais fáceis de fabricar, mas demasiado fracos para os requisitos da regeneração de tecidos dentários.

Além disso, um estudo de Blaker et al indicou que a adesão celular, a disseminação e a viabilidade das células cultivadas em compósitos de polímero-biogás podiam ser melhoradas e confirmou a elevada bioatividade e biocompatibilidade do material para a reparação de tecidos duros.

Principais pontos fortes e fracos dos modelos 3D

Vantagens

- A morfologia e a sinalização celular são frequentemente mais fisiológicas do que a cultura celular 2D de rotina

- Permitem manipulações experimentais rápidas e o teste de hipóteses

- Permitem a obtenção de imagens em tempo real e/ou fixas por microscopia muito melhor do que nos animais

Desvantagens

- Variam na sua capacidade de imitar as condições dos tecidos in vivo

- Atualmente, faltam a vasculatura e o transporte normal de pequenas moléculas, as respostas imunitárias do hospedeiro e outras interacções célula-célula que geralmente imitam condições estáticas ou de curto prazo, enquanto os sistemas in vivo progridem frequentemente.

Comportamento e sinalização celular dependente de 3D

Função biológica	2D versus 3D	Mecanismo de regulação
Forma da célula	Perda da polaridade das células epiteliais e alteração da forma dos epitélios e dos fibroblastos em 2D	Receptores e vias dos factores de crescimento; adesão celular sinais associados à sobrevivência celular, plasticidade da matriz
Expressão génica	As células em 2D versus 3D têm frequentemente padrões diferentes de expressão genética	MEC, hormonas e moléculas de adesão
Crescimento	Regulação do crescimento celular dependente da matriz 3D	Vias de adesão e relacionadas com os factores de crescimento e genes de sobrevivência ou apoptóticos
Morfogénese	Vaso induzido por matriz 3D germinação e glândula ramificação	ECM, adesão, vias relacionadas com os factores de crescimento e genes apoptóticos
Motilidade	Padrões alterados de motilidade celular individual e colectiva em matrizes 3D	ECM e seus reguladores; adesões e vias relacionadas com os factores de crescimento; fosfolípidos
Diferenciação	Células induzidas por matriz 3D diferenciação	ECM e factores de crescimento; moléculas motoras

BIOREACTORES

Os bioreactores podem ser definidos como sistemas de cultura in vitro concebidos para desempenhar pelo menos uma das quatro funções seguintes:

- Estabelecer uma distribuição espacialmente uniforme das células no suporte 3D.

- Manter a concentração desejada de gases e nutrientes no meio de cultura.

- Proporcionam uma transferência de massa eficiente para o tecido em crescimento.

- Expor os tecidos em desenvolvimento a estímulos físicos.

Os princípios gerais de conceção dos bioreactores de engenharia de tecidos são

1)Manutenção dos níveis desejados de espécies químicas no meio a granel

2) Proporcionar uma transferência de massa eficiente do meio para as superfícies dos tecidos.

3)Expor os tecidos em desenvolvimento aos estímulos físicos.

Todos os factores acima referidos resultam num aumento do tamanho e numa melhoria da estrutura e da função dos tecidos artificiais, tal como demonstrado pela avaliação dos seguintes factores

- Bioquímica

- Hidrodinâmica e

- Mecânica.

PAPEL DO MORFOGÉNIO PARA FACILITAR A REGENERAÇÃO

Os morfogénios são sinais secretados extracelularmente que regem a morfogénese durante as interacções epiteliais e mesenquimatosas[30] . Os factores de crescimento são proteínas que se ligam a receptores na célula e induzem a proliferação e/ou diferenciação celular. Muitos factores de crescimento são bastante versáteis, estimulando a divisão celular em numerosos tipos de células, enquanto outros são mais específicos de cada célula. Atualmente, foi identificada uma variedade de factores de crescimento, com funções específicas que podem ser utilizadas como parte de terapias com células estaminais e de engenharia de tecidos. Muitos factores de crescimento podem ser utilizados para controlar a atividade das células estaminais, por exemplo, aumentando a taxa de proliferação, induzindo a diferenciação das células num outro tipo de tecido ou estimulando as células estaminais a sintetizar e a segregar matriz mineralizada A regeneração da maioria dos tecidos requer normalmente a expressão de vários factores de crescimento, cujos efeitos podem ser mitogénicos, quimiotácticos, morfogénicos ou apoptóticos, dependendo do tipo de célula a que o fator de crescimento é exposto, da concentração do fator de crescimento e da presença de outros factores de crescimento. As redes de sinalização morfogenética incluem as cinco principais classes de genes evolutivamente conservados:

- Proteínas morfogenéticas ósseas (BMPs),

- Factores de crescimento dos fibroblastos (FGFs),

- Proteínas relacionadas com Wingless e int (Wnts),

- Proteínas Hedgehog (Hhs), e

- Famílias de factores necróticos tumorais (TNF) .

Estas famílias apresentam uma sinalização redundante e reiterativa, cada uma com uma expressão temporal e espacial distinta durante a iniciação, a formação de padrões e a morfogénese, e a citodiferenciação[26] . Embora cinco famílias distintas de morfogénios estejam envolvidas no desenvolvimento embrionário dos dentes, as BMPs parecem ser suficientes para a regeneração dos dentes em adultos. Os membros da família BMP estão sequencialmente e repetidamente envolvidos no desenvolvimento embrionário dos dentes.

Uma grande variedade de factores de crescimento tem sido considerada para aplicações dentárias e ortopédicas. Foi demonstrado que os polipéptidos, como o fator de crescimento derivado das plaquetas, desempenham um papel importante na cicatrização de feridas. Tem sido dada muita atenção à investigação de biomateriais para a administração da proteína morfogenética óssea no tratamento de defeitos ósseos: fosfato tricálcico, colagénio e cerâmica HA. É importante, no entanto, considerar que o biomaterial utilizado para localizar o regulador solúvel no local do implante também necessita das propriedades de um material de matriz compatível com as necessidades funcionais de um suporte no qual o tecido se regenerará. A estimulação bioquímica da regeneração dos tecidos exige o desenvolvimento de sistemas de administração capazes de fornecer factores de crescimento a uma taxa adequada, numa dose apropriada, durante um período de tempo adequado, e que também proporcionem um suporte adequado para o crescimento e a proliferação celulares. As interacções das biomoléculas no controlo do crescimento e desenvolvimento dos tecidos ainda não foram totalmente elucidadas.

BMPs

Uma proteína morfogénica óssea (BMP) é um termo genérico para uma família de proteínas que têm propriedades indutoras de osso. Marshell Urist observou, já em 1965, que a matriz óssea desmineralizada era capaz de estimular a formação óssea quando implantada em locais ectópicos. As proteínas morfogénicas ósseas ou proteínas osteogénicas compreendem um subgrupo de uma família mais vasta de proteínas estruturalmente relacionadas, designadas por factores de crescimento transformadores (TGF) e estão implicadas em diversas actividades biológicas que envolvem a diferenciação, a morfogénese dos tecidos, a regeneração e a reparação.

Tal como o osso, a dentina desmineralizada também tem uma capacidade intrínseca de induzir

[31]Quando aplicada diretamente em áreas de exposição pulpar, a dentina desmineralizada induz a formação local de tecidos mineralizados. A compreensão do componente da dentina com capacidade indutora começou em 1990, quando *Nakashima* demonstrou que uma preparação solubilizada não purificada de dentina alogénica com atividade BMP estimulava a dentinogénese reparadora em polpas parcialmente amputadas de dentes de cães adultos. Ele demonstrou que o agente terapêutico induz a sua própria substituição por um tecido conjuntivo fibroso que lembra a polpa imatura que subsequentemente se mineraliza, deixando uma massa de formação de dentina reparadora[32] *(Buame 1980)*. Esta dentina reparadora forma-se superficialmente e não à custa do tecido pulpar.Assim, a utilização da proteína morfogénica óssea recombinante em procedimentos pulpares, como o capeamento pulpar direto, a pulpotomia e a indução de extremidades radiculares, ou seja, a apexogénese, leva ao aparecimento de um novo paradigma no campo da medicina dentária *(Linde e Goldberg 1993)*

Protídeos morfogénicos ósseos

Classificação e estrutura química

As proteínas morfogénicas ósseas são membros da superfamília TGF, uma grande família de factores de crescimento. A subfamília BMP inclui mais de vinte proteínas e estão a ser descobertas novas proteínas. *Bang et al.*, em 1986, concluíram que as BMPs são moléculas diméricas que dependem criticamente de uma única ligação dissulfureto intermolecular para a sua atividade biológica [33].

A proteína precursora contém :

1   Líder de secreção hidrofóbica

2   Uma grande região propeptídica

3   Domínio maduro

A porção madura da proteína está localizada no terminal carboxi da molécula precursora. Nas suas porções terminais carboxi, todas as BMPs contêm sete resíduos de aminoácidos de cisteína e contêm sítios de glicosilação ligados a N.

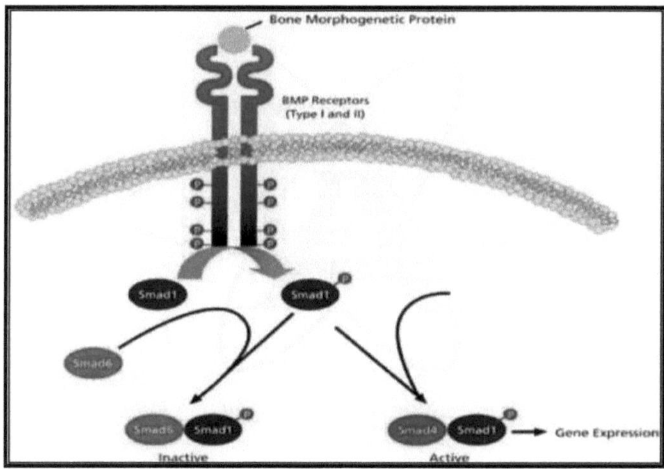

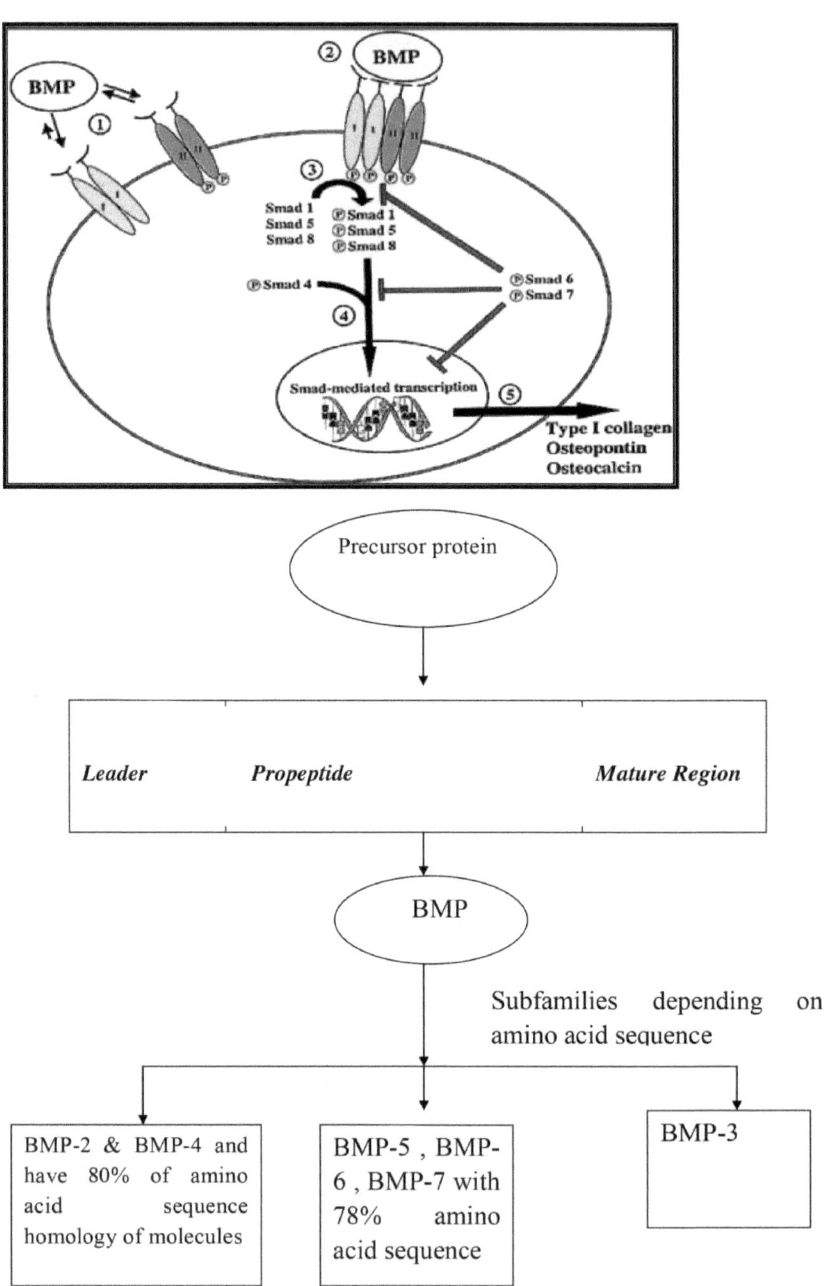

Estrutura da proteína morfogénica óssea

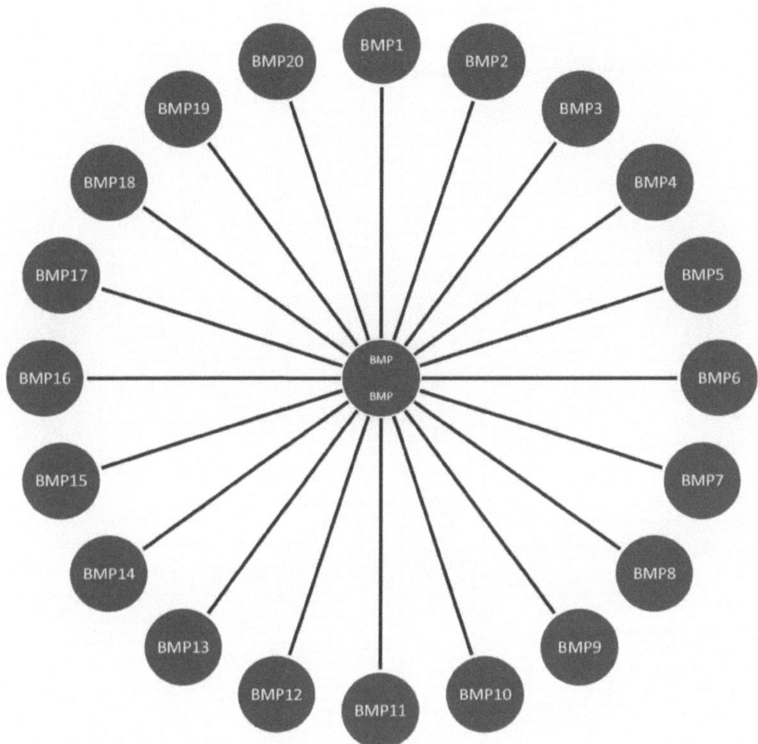

<u>CLASSIFICAÇÃO DA BMP</u>

<u>Mecanismo de ação :</u>

Nakashima, em 1990, demonstrou que as BMP actuam através da indução de uma camada de dentina reparadora profunda em relação à dentina remanescente, proporcionando um grau de proteção da polpa contra irritantes externos[34] . Esta proteção é fornecida através de dois mecanismos:

Em primeiro lugar, estimula a proliferação de células estaminais da polpa e induz a sua diferenciação em odontoblastos para aumentar o potencial de cicatrização e a rápida formação de dentina. A dentina reparadora aparece inicialmente com inclusões celulares e de tecidos moles semelhantes à polpa dentária imatura, que subsequentemente se transforma numa forma mais tubular de matriz e se torna mais mineralizada ao longo de um período de tempo *(Miller e Sassler 1985).* A dentina reparadora formada compreende uma camada superficial de dentina atubular com uma camada mais profunda de dentina tubular, que é fundamental para a função do dente e também é resistente à cárie.

Em segundo lugar, actua aumentando a espessura da dentina remanescente e reduzindo a ligação direta entre os túbulos da dentina primária e a dentina reparadora, a permeabilidade da dentina a irritantes transportáveis é reduzida. A espessura adicional da dentina aumenta a barreira física entre a interface da dentina e a polpa dentária vital subjacente *(Pashler 1989).* Esta espessura extra proporciona uma proteção adicional contra desafios térmicos e mecânicos. *(Smith et al 1994, Rutherford 1995)*

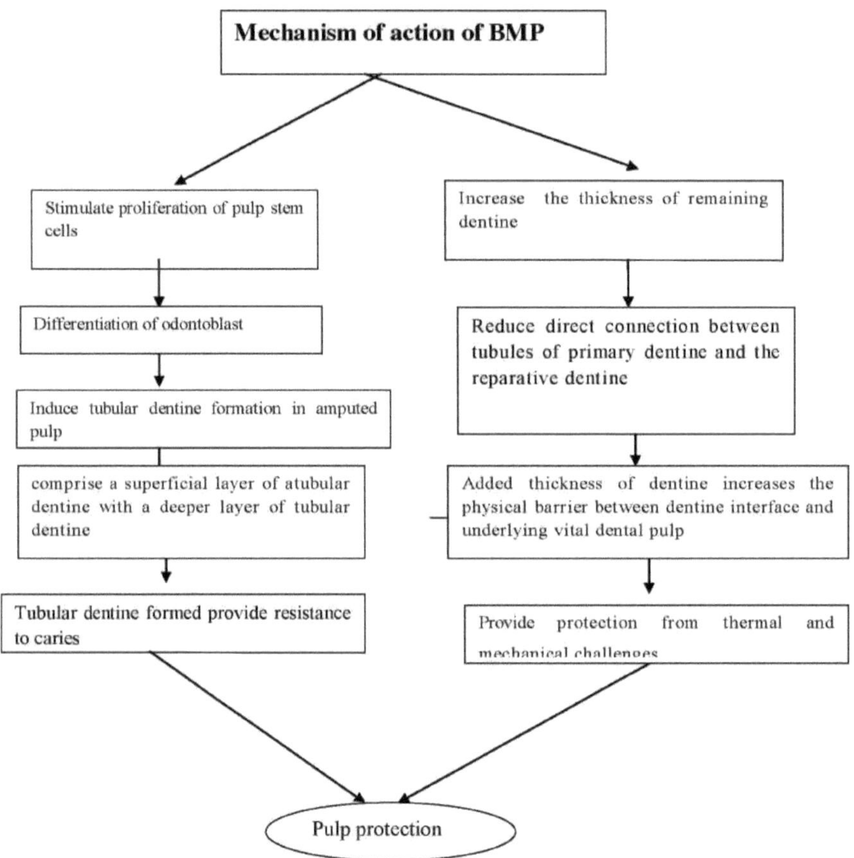

As proteínas morfogénicas ósseas ou proteínas osteogénicas constituem um subgrupo de uma família mais vasta de proteínas estruturalmente relacionadas, designadas por fator de crescimento transformador Seis Bmps diferentes (Bmp2 a Bmp7) são co-expressos temporal e espacialmente. Dez membros das BMP [Bmp2, Bmp4, Bmp6, Bmp7, Bmp8, fator de crescimento/diferenciação (Gdf) 1, Gdf5, Gdf6, Gdf7, Gdf11 e fator neurotrófico derivado da linha celular glial (GDNF)] foram clonados a partir da polpa de incisivos de rato.

As interacções entre o epitélio e o mesênquima são importantes no desenvolvimento dos dentes. A BMP4 do epitélio induz o mesênquima a ser odontogénico. Os sinais *Bmp2*, *Bmp4* e *Bmp7* expressos no nó do esmalte influenciam tanto as células epiteliais como as mesenquimatosas e são responsáveis pela manutenção do nó do esmalte e pela subsequente morfogénese do epitélio. Estes sinais também regulam o padrão da coroa do dente, influenciando a iniciação dos nós secundários, juntamente com sinais mesenquimatosos como a BMP4. *Bmp2*, *Bmp4*, *Bmp6*, *Bmp7* e *Gdf11* também são expressos durante a diferenciação de odontoblastos e *Bmp4* e *Bmp5* durante a diferenciação de ameloblastos.

82

As redes de sinalização das BMP são complexas e reguladas, pelo menos, a três níveis. São eles os sítios extracelulares, o sítio da membrana celular e os domínios intracelulares. Os antagonistas das BMP, como a noggin, a chordin e a follistatina, modulam a biodisponibilidade dos morfogénios. Os sinais das BMP são transduzidos da membrana plasmática para o núcleo através de um número limitado de proteínas Smad, as Smads activadas pelo recetor (R-Smads), as Smads mediadoras comuns (co-Smads) e as Smads inibitórias (I-Smads). Foram detectadas muitas proteínas que interagem com as Smad e que determinam o resultado da sinalização. Os sinais BMP são utilizados reiteradamente para a comunicação e sinalização entre o epitélio e o mesênquima. Os mesmos sinais em diferentes tecidos e em diferentes alturas resultam em diferentes respostas celulares devido às histórias das células que determinam a sua competência para responder aos sinais[26].

Proteína da matriz dentinária 1 (DMP1)

É uma das proteínas da matriz extracelular não colagénica (juntamente com a sialoproteína da dentina [DSP] e a fosfoproteína da dentina [DPP]). É um fator de crescimento que se encontra principalmente na dentina e no osso, e tem sido implicado na regulação da mineralização. Tal como a família BMP, a DMP1 demonstrou ser crucial na formação dos dentes. Num estudo recente, utilizando um modelo de rato, foi demonstrado que a DMP1 actua como um fator de crescimento em células mesenquimatosas indiferenciadas presentes no complexo dentina-polpa. Estas células diferenciadas tinham o potencial de regenerar tecido semelhante à dentina, o que foi confirmado pela presença de uma matriz colagénica, marcadores específicos de odontoblastos (DSP e DPP) e depósitos calcificados. Narayanan et al. mostraram que a DMP1 era um regulador particularmente importante na biomineralização dos dentes e do osso. No mesmo laboratório, em 2004, verificou-se que a DMP1 era mais específica para se ligar ao colagénio de tipo 1 e que a mineralização não ocorria se a DMP1 não estivesse ligada. Ao semear a DMP1 num suporte de colagénio e ao realizar procedimentos directos de capeamento pulpar num modelo de rato, Almushayt et al. conseguiram induzir a diferenciação de DPSCs em odontoblastos e demonstrar a formação de tecido duro semelhante à dentina.

A DMP1 é capaz de aumentar a expressão de proteínas marcadoras específicas em células da linhagem de osteoblastos e odontoblastos, tais como OC, ALP e DSPP, e pode melhorar o processo de mineralização. Por outro lado, o bloqueio da tradução da DMP1 por técnicas antisense inibiu a expressão destes genes e o processo de mineralização. Mais recentemente, foi demonstrado que a DMP1 está envolvida em processos biológicos mais complexos. A DMP1 pode localizar-se no núcleo durante a diferenciação precoce dos odontoblatos e funcionar como regulador da transcrição do gene DSPP, ligando-se ao promotor do DSPP para ativar a sua transcrição. Além disso, a DMP1 pode atuar como um morfogénio nas células estaminais da polpa dentária e induzir a citodiferenciação destas células em odontoblastos.

Fator de crescimento transformador

O fator de crescimento transformador beta (TGF-β) foi descoberto como um produto de células transformadas do vírus do sarcoma murino. Nos mamíferos, existem três tipos principais (TGF-β1 a 3), todos apresentando actividades semelhantes in vitro, embora com algumas diferenças quantitativas. O efeito do TGF-β depende do tipo de célula, da fase de diferenciação, das condições de crescimento e da presença de outros factores de crescimento. O fator de crescimento transformador pertence a uma grande superfamília de proteínas relacionadas que também inclui BMPs, factores de crescimento e diferenciação, activinas, inibitinas e hormona anti-Mulleriana. Todos os membros desempenham papéis importantes na regulação da proliferação e diferenciação celular e na produção de matriz extracelular. Durante as fases iniciais da formação óssea, a ação do TGF consiste em recrutar e estimular as células osteoprogenitoras a proliferar, fornecendo um conjunto de osteoblastos iniciais. Em contraste, durante as fases posteriores da diferenciação dos osteoblastos, o TGF bloqueia a diferenciação e a mineralização. Estes factores de crescimento são secretados pelos odontoblastos e depositados na matriz da dentina, onde permanecem protegidos numa forma ativa através da interação com outros componentes da matriz da dentina.

As moléculas de TGF-β estão envolvidas como participantes chave na diferenciação dos odontoblastos e na mineralização da dentina. Os odontoblastos diferenciados segregam e depositam TGF-β na matriz dentinária, respondendo depois a esta numa ação autócrina. Até à data, a maioria dos estudos centrou-se na função do TGF-β1, devido à sua maior expressão em comparação com o TGF-β2 e 3. Sabe-se que o TGF-β1 estimula a síntese da matriz extracelular e inicia a diferenciação dos odontoblastos in vivo e in vitro. Além disso, os dentes contêm colagénio tipo I, bem como proteínas não co-lagénicas como a osteocalcina (OC) e a sialoproteína da dentina (DSP). A expressão destas matrizes é regulada pelo TGF-β1. Os odontoblastos e as células da polpa dentária mostram a presença de receptores TGF-β I e II. Foi sugerido que a ativação da expressão de TGF-β1 em células sub-odontoblásticas após lesão está associada a uma via de diferenciação que conduz a células semelhantes a odontoblastos. Os mecanismos reguladores do TGF-β1 como estímulo externo podem dever-se à regulação da secreção de matriz extracelular (MEC) pelos odontoblastos e à capacidade mitogénica das células da polpa dentária in vitro e in vivo. Resultados recentes também confirmaram que o TGF-β1 poderia induzir a expressão de um fenótipo semelhante ao dos odontoblastos e a formação de estruturas semelhantes à dentina nas células da polpa dentária[26].

A transdução do sinal do TGF-β envolve normalmente a ligação do TGF-β ao seu recetor do tipo II (TGF-BR2) e, em seguida, a ativação do recetor do tipo I (TGF-BR1), ou combinada com a participação do recetor acessório ou do tipo III (endoglina). A ativação do TGF-BR1 resulta na fosforilação de mensageiros intracelulares, como as proteínas Smad, para a transdução de sinal. O GDF5, que tem uma relação estrutural próxima com as proteínas morfogenéticas ósseas (BMPs), foi referido como sendo expresso na camada de odontoblastos em germes de dentes incisivos bovinos e induziu a paragem do crescimento celular na fase G1, o que se pode refletir na regulação positiva do Growth Arrest Specific 1 (GAS1) no grupo de tratamento DPSC. Para além disso, a proteína 1A de ligação ao FK506 (FKBP1A), outro membro do TGF-β, interage e regula o TGF-BR1. Este é o primeiro relato desta molécula em células da polpa dentária e da sua regulação positiva durante a diferenciação de odontoblastos. O mecanismo de regulação por feedback negativo pode ser atribuído à regulação negativa do TGF-β2 e do TGF-β1. Claramente, uma série complexa de interacções envolvendo membros da família TGF-β está associada ao processo de mineralização das células DPSC[35].

Foram investigadas moléculas solúveis, injectadas isoladamente ou ligadas a um biomaterial utilizado como sistema de entrega

1. Para estimular a divisão das células vizinhas e das que se infiltram no defeito (ou seja, factores de crescimento),

2. Para estimular a diferenciação de determinadas células ao longo de uma via específica (ou seja, factores de diferenciação como a proteína morfogénica óssea),

3. Para estimular a angiogénese, e

4. Servir como quimioatractores para tipos específicos de células

Sialofosfoproteína da dentina

Os odontoblastos e as células da polpa dentária sintetizam e segregam várias proteínas colagénicas e não colagénicas (NCPs) para formar uma ECM de dentina única. A sialofosfoproteína dentinária (DSPP), a principal NCP da dentina, é uma proteína-mãe fosforilada que é clivada pós-tradução em dois produtos: a sialoproteína dentinária (DSP) e a fosfoproteína dentinária (DPP). A DSP e a DPP contêm níveis elevados de hidratos de carbono e de ácido siálico, bem como de ácido aspártico e fosfoserina, o que sugere uma função relacionada com a mineralização da dentina e a nucleação de minerais. A DPP parece ser secretada através de processos odontoblásticos para a frente de mineralização. A DPP liga-se ao colagénio e desempenha um papel importante na nucleação e modulação da formação de cristais de hidroxiapatite. A DSP na dentina e no osso é muito semelhante em natureza, mas diferente em quantidade, uma vez que a expressão no osso é 400 vezes inferior. A função da DSP é largamente desconhecida. Estudos demonstraram que a DSPP é expressa predominantemente nos odontoblastos, transitoriamente nos preameloblastos e em níveis baixos no osso. A DSPP é também considerada como o marcador específico dos odontoblastos. A expressão espácio-temporal da DSPP é largamente restrita durante as fases de diferenciação das células dentárias e desempenha um papel vital no desenvolvimento dos dentes. A dentina dos ratinhos knockout para a DSPP apresenta dentinogénese imperfeita e displasia dentinária[26].

Fator de crescimento/diferenciação 11 (GDF11)

O fator de crescimento/diferenciação 11 (GDF11) é um novo membro da família BMP/TGF β. Foi expresso em odontoblastos em diferenciação terminal, o que implica um papel na diferenciação das células estaminais da polpa dentária em odontoblastos. Os resultados de vários estudos revelaram a potencial utilidade da terapia genética com *Gdf11* no tratamento endodôntico em medicina dentária.

Os vectores virais e as técnicas não virais podem ser utilizados para a transferência de genes na terapia genética. Embora os vectores virais permitam a transferência de genes com elevada eficiência, foram reconhecidos os problemas de imunidade celular associados aos adenovírus ou de mutagénese insercional devido aos retrovírus. Por outro lado, a terapia genética mediada por plasmídeos, embora minimize as respostas imunitárias, é ineficaz. Um método potencial para ultrapassar este dilema é a electroporação, que utiliza campos eléctricos pulsados para fornecer ADN. Muitos tecidos respondem à electroporação, e o seu manuseamento é relativamente fácil e rápido. A electroporação também tem sido utilizada para fornecer genes a animais vivos. No entanto, a electroporação produz apenas uma expressão genética transitória e não é tão eficiente como os vectores virais[36].

Metaloproteinases de matriz (MMPs)

Foi sugerido que as metaloproteinases da matriz (MMPs) desempenham um papel central na remodelação da matriz específica do dente e na manutenção de um microambiente local favorável à sobrevivência dos odontoblastos. A atividade das formas pró e ativa das MMPs pode ser regulada pela ligação a diferentes inibidores tecidulares de metaloproteinases (TIMPs). As MMP-1, TIMP-1, 2 e 3 foram detectadas tanto nos odontoblastos como no tecido pulpar. Para além dos efeitos inibitórios sobre a MMP-1, o TIMP-3 pode também apresentar um papel funcional intrínseco na diferenciação dos odontoblastos, tal como sugerido pelos estudos sobre o desenvolvimento dos dentes. Foi demonstrado que a expressão da MMP1 é regulada positivamente por citocinas e outra MMP, a MMP-9, foi significativamente regulada positivamente pelo TGF-β1. Assim, no presente estudo, a indução da MMP-1, juntamente com a regulação positiva equilibrada do seu inibidor TIMP-3 e da TFP I2, pode desempenhar um papel fundamental na remodelação da matriz extracelular para criar um microambiente favorável à diferenciação e mineralização das células DPSC[35].

Foram identificados numerosos indutores angiogénicos, incluindo o fator básico de crescimento dos fibroblastos (bFGF), o fator de crescimento transformador (TGF-β1), o fator de crescimento derivado das plaquetas (PDGF) e o fator de necrose tumoral (TNF-α). Entre estes, o VEGF é considerado por muitos como a principal molécula reguladora dos processos relacionados com a angiogénese.

Angiogénese

VEGF

Senger et al. descreveram a purificação parcial, a partir de uma linha celular de hepatocarcinoma de cobaia, de uma proteína que promovia um aumento da permeabilidade vascular. Ferrara e Henzel isolaram um mitogénio específico das células endoteliais a partir de células foliculares da hipófise bovina em cultura. Uma vez que esta proteína só apresentava atividade promotora de crescimento quando associada a células endoteliais vasculares, foi denominada VEGF.

O VEGF é originalmente uma glicoproteína básica de ligação à heparina com 45 kDa. A família VEGF inclui atualmente seis membros conhecidos: VEGF-A, B, C, D, E e PDGF. O VEGF-A e o VEGF-B estão intimamente relacionados com os fenómenos angiogénicos. O splicing alternativo do RNA mensageiro (mRNA) de um único gene envolvendo oito exões codifica um grande número de isoformas do VEGF, com subunidades polipeptídicas contendo 121, 145, 165, 189 e 206 aminoácidos. Entre as cinco isoformas apresentadas, a VEGF165 é a mais abundante.

As proteínas do fator de crescimento endotelial vascular podem ficar disponíveis para as células endoteliais por pelo menos dois mecanismos diferentes: ou por splicing alternativo, originando proteínas difusas como o VEGF121 e o VEGF165, ou por ativação de proteases e clivagem de isoformas mais longas. Este GF é um fator regulador chave da permeabilidade vascular e da angiogénese.

O fator de crescimento endotelial vascular tem uma homologia significativa com o PDGF-B e outro membro da família VEGF, nomeadamente o crescimento placentário. Apesar de estarem estruturalmente relacionados e serem mitogénicos, o PDGF e o VEGF actuam em diferentes células-alvo e apresentam propriedades biológicas diferentes.

VEGF e os seus receptores

Os receptores de VEGF são expressos na superfície das células endoteliais vasculares. São RTK e estão presentes em três formas: fms-like tyrosine- kinase-1 (Flt-1) ou VEGFR-1, fetal liver kinase-1 (Flk- 1), kinase domain region (KDR) ou VEGFR-2, e fms-like tyrosinekinase- 4 (Flt-4) ou VEGFR- 3 . Interagem também com uma família de coreceptores, as neuropilinas, que apresentam o VEGF ao seu recetor, aumentando a eficácia da cascata de transdução de sinal. Roberts et al. referiram que, na ausência do VEGFR-1, haveria mais ligando disponível para ligar o VEGFR-2 e o primeiro passo da transdução de sinal, a fosforilação do RTK, seria aumentado. Por sua vez, esta regulação positiva conduziria a um aumento da sinalização através de todas as numerosas vias que são activadas pela transdução de sinal do VEGFR-2, incluindo a proliferação, a sobrevivência, a migração e a permeabilidade. Autores demonstraram que a modulação negativa do VEGFR-1 influencia a sinalização do VEGFR-2, interferindo no nível de fosforilação da tirosina. Em comparação com o VEGFR-1, o VEGFR-2 tem menor afinidade para o VEGF, embora apresente uma maior atividade de sinalização.

VEGF e polpa dentária

A polpa dentária é um tecido de baixa complacência encerrado em paredes rígidas de dentina. Algumas situações específicas requerem um aumento da densidade vascular. No entanto, o desenvolvimento excessivo de vasos sanguíneos pode ser deletério e levar a patologias pulpares irreversíveis, uma vez que o tecido pulpar tem limitações para a libertação da pressão interna. A causa mais comum de pulpite é a presença de bactérias cariogénicas e seus subprodutos. A expressão do gene VEGF pelos fibroblastos da polpa humana foi induzida por bacteróides de pigmentação negra (*Pseudomonas endodontalis, Pseudomonas gingivalis* e *Pseudomonas intermedia*) que podem estar envolvidos no desenvolvimento da inflamação pulpar através da estimulação da produção de VEGF 9. Os tecidos inflamados aumentam a expressão de mediadores inflamatórios.

Utilizando cultura de células pulpares, Telles et al. verificaram que a libertação de LTA induziu a regulação positiva do VEGF em macrófagos, células odontoblastóides e células indiferenciadas da polpa. Estas observações sugerem que a LTA produzida por bactérias gram-positivas pode ter um papel direto no aumento da neovascularização observada em locais infecciosos. No entanto, a LTA não induziu a expressão de VEGF em fibroblastos.

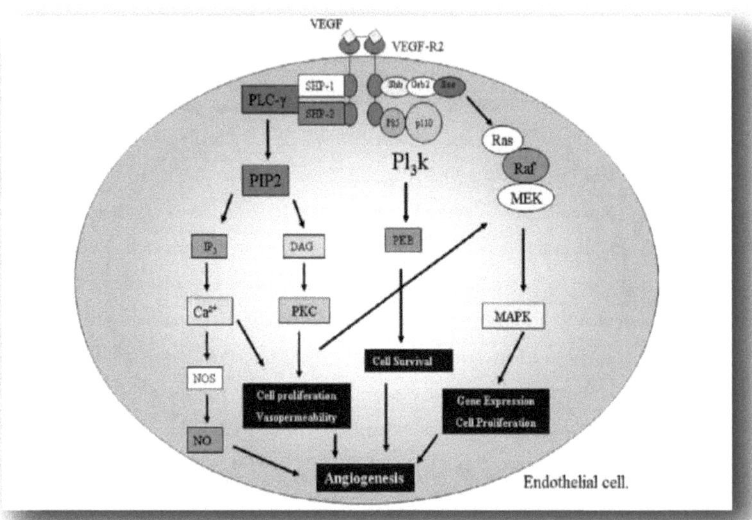

O VEGF produzido pelas células da polpa humana actua diretamente sobre elas de forma autócrina e promove a quimiotaxia e a proliferação e/ou diferenciação celular. Esta ação é mediada pelo VEGFR-2 e, em parte, pela sinalização do fator de transcrição AP-1 através da proteína c-fos, embora ambos os receptores (VEFR-1 e VEGFR-2) estejam presentes nas células da polpa. A presença de um coreceptor na superfície celular é necessária para a transmissão do sinal das moléculas de LTA e LPS. O recetor Toll-like-4 foi identificado como o coreceptor necessário para transmitir o sinal de LPS. Por outro lado, o recetor-2 do tipo toll pode ser um componente de sinalização de um recetor celular de LTA.

Seria interessante que fossem realizados mais estudos para avaliar e quantificar a presença e a distribuição do VEGF e dos seus receptores na polpa.

TECNOLOGIAS POTENCIAIS PARA A ENDODONTIA REGENERATIVA

Existem várias áreas principais de investigação que podem ter aplicação no desenvolvimento de técnicas endodônticas regenerativas. Estas técnicas são

(a) Revascularização do canal radicular através da coagulação sanguínea,

(b) Terapia pós-natal com células estaminais,

(c) Implantação de polpa,

(d) Implantação de andaimes,

(e) Fornecimento de andaimes injectáveis,

(f) Impressão de células tridimensionais, e

(g) Entrega de genes.

Revascularização do canal radicular através da coagulação sanguínea

Vários relatos de casos têm documentado a revascularização de sistemas de canais radiculares necróticos através da desinfeção seguida do estabelecimento de hemorragia no sistema de canais através de instrumentação excessiva. Um aspeto importante destes casos é a utilização de irrigantes intra-canal (NaOCl e clorexidina) com colocação de antibióticos (por exemplo, uma mistura de ciprofloxacina, metronidazol e pasta de minociclina) durante várias semanas. Esta combinação particular de antibióticos desinfecta eficazmente o sistema de canais radiculares e aumenta a revascularização de dentes avulsionados e necróticos, sugerindo que este é um passo crítico na revascularização. A seleção de vários irrigantes e medicamentos é digna de investigação adicional, porque estes materiais podem conferir vários efeitos importantes para a regeneração, para além das suas propriedades antimicrobianas. A tetraciclina aumenta o crescimento das células hospedeiras na dentina, não por uma ação antimicrobiana, mas através da exposição de fibras de colagénio incorporadas ou de factores de crescimento. Foi observado que o reimplante de dentes avulsionados com uma abertura apical de aproximadamente 1,1 mm demonstra uma maior probabilidade de revascularização. Este achado sugere que a revascularização de polpas necróticas com ápices totalmente formados (fechados) pode requerer a instrumentação do ápice do dente até aproximadamente 1 a 2 mm de diâmetro apical para permitir a hemorragia sistémica nos sistemas de canais radiculares. O método de revascularização pressupõe que o espaço do canal radicular foi desinfectado e que a formação de um coágulo sanguíneo produz uma matriz (por exemplo, fibrina) que retém as células capazes de iniciar a formação de novos tecidos. Os pacientes adultos mais jovens têm geralmente uma maior capacidade de cicatrização.

* Vantagens da revascularização

* Tecnicamente simples

* Pode ser realizado com instrumentos e medicamentos atualmente disponíveis, sem biotecnologia

dispendiosa.

- Evita a possibilidade de rejeição imunitária e

- Transmissão de agentes patogénicos.

Complicações

- É necessário ter cuidado,

- São necessários estudos em animais e mais estudos clínicos

- A concentração e a composição das células presas no coágulo de fibrina são imprevisíveis.

- Por outro lado, alguns aspectos desta abordagem podem ser úteis;

- Os coágulos de fibrina derivados do plasma estão a ser utilizados para o desenvolvimento de estruturas de suporte em vários estudos.

Em segundo lugar, o alargamento do forame apical é necessário para promover a vascularização e para manter a viabilidade celular inicial através da difusão de nutrientes. Relacionado com este ponto, as células têm de ter um fornecimento disponível de oxigénio; por conseguinte, é provável que as células nos suportes, na porção coronal do sistema de canais radiculares, não sobrevivessem ou sobrevivessem em condições de hipoxia antes da angiogénese. É interessante notar que as células endoteliais libertam factores solúveis em condições de hipoxia que promovem a sobrevivência das células e a angiogénese, enquanto outros tipos de células demonstram respostas semelhantes a uma baixa disponibilidade de oxigénio.

Terapia pós-natal com células estaminais

O método mais simples para administrar células com potencial regenerativo adequado é injetar células estaminais pós-natais em sistemas de canais radiculares desinfectados após a abertura do ápice. As células estaminais pós-natais podem ser derivadas de vários tecidos, incluindo pele, mucosa bucal, gordura e osso. Os obstáculos técnicos incluem a identificação de uma fonte de células estaminais pós-natais capaz de se diferenciar na população celular diversa encontrada na polpa adulta e o desenvolvimento de métodos de colheita de quaisquer métodos ex vivo necessários para purificar e/ou expandir o número de células suficientemente para aplicações endodônticas regenerativas.

Vantagens

- Relativamente fácil de colher

- Fácil de administrar por seringa, e

- As células têm o potencial de induzir a regeneração de nova polpa.

Desvantagens

- Baixas taxas de sobrevivência celular.

- As células migram para locais diferentes, o que leva a padrões aberrantes de mineralização.

- A probabilidade de produzir um novo tecido pulpar funcional sem um suporte ou moléculas de sinalização pode ser muito baixa.

Implante de polpa

No implante de polpa, o tecido pulpar de substituição é transplantado para sistemas de canais radiculares limpos e modelados. A fonte de tecido pulpar pode ser uma linha de células estaminais pulpares purificadas, isenta de doenças ou de agentes patogénicos, ou criada a partir de células retiradas de uma biópsia, que tenha sido cultivada em laboratório. O tecido pulpar cultivado é cultivado em placas in vitro sobre nanofibras de polímeros biodegradáveis ou sobre placas de proteínas da matriz extracelular, como o colagénio I ou a fibronectina. As células da polpa podem ser cultivadas em filtros de membrana biodegradáveis. Será necessário enrolar muitos filtros para formar um tecido pulpar tridimensional, que pode ser implantado em sistemas de canais radiculares desinfectados.

Vantagens

- Relativamente fácil de cultivar em filtros

- Mais estável do que as células dissociadas administradas por injeção

Desvantagens

- Podem ser necessários procedimentos especializados

- As camadas de células não têm vascularização,

- Os filtros são extremamente frágeis, o que torna difícil a sua colocação nos sistemas de canais radiculares sem se partirem.

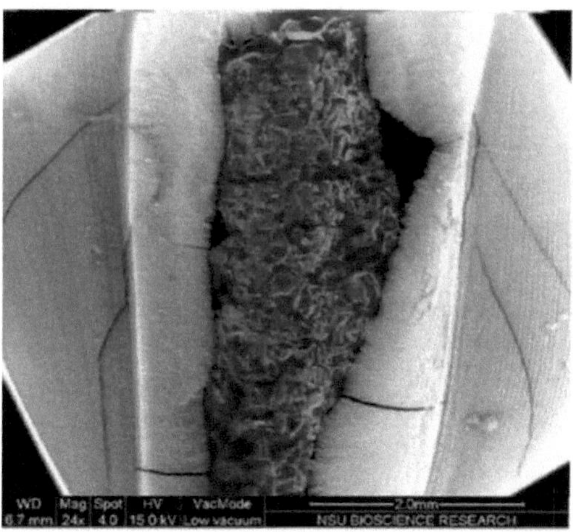

Fig : Ultraestrutura de um dente humano com polpa implantada (a roxo) criada a partir de células estaminais e de um suporte em laboratório (FONTE : INTERNET)

Implantação de andaimes

Para criar uma terapia de engenharia de tecidos endodônticos mais prática, as células estaminais da polpa devem ser organizadas numa estrutura tridimensional que possa suportar a organização celular e a vascularização. Isto pode ser conseguido utilizando um suporte de polímero poroso semeado com células estaminais da polpa. Um scaffold deve conter factores de crescimento para ajudar a proliferação e diferenciação das células estaminais, conduzindo a um desenvolvimento melhor e mais rápido dos tecidos. O suporte também pode conter nutrientes que promovam a sobrevivência e o crescimento das células e, possivelmente, antibióticos para evitar o crescimento de bactérias nos sistemas de canais. Para além disso, o suporte pode exercer funções mecânicas e biológicas essenciais necessárias ao tecido de substituição.

Vantagens

- A estrutura suporta a organização celular

- Alguns materiais podem promover a vascularização

Desvantagens

- Baixa sobrevivência após o implante

- Deve ser concebido para se adaptar precisamente ao canal radicular

Fornecimento de andaimes injectáveis

Nos sistemas de canais radiculares, não é necessária uma polpa de engenharia de tecidos para fornecer suporte estrutural ao dente. Isto permitirá que o tecido pulpar de engenharia de tecidos seja administrado numa forma tridimensional macia

matriz de andaime, tal como um hidrogel de polímero. Os hidrogéis são suportes injectáveis que podem ser administrados por seringa. O hidrogel pode promover a regeneração da polpa ao fornecer um substrato para a proliferação e diferenciação de células numa estrutura de tecido organizada.

IMPRESSÃO CELULAR 3D

A abordagem final para a criação de tecido pulpar de substituição pode ser a sua criação utilizando uma técnica de impressão celular tridimensional. O posicionamento ideal das células numa construção de engenharia de tecidos incluiria a colocação de células odontoblastóides à volta da periferia para manter e reparar a dentina, com fibroblastos no núcleo pulpar a suportar uma rede de células vasculares e nervosas.

Desvantagem

Seria necessária uma orientação cuidadosa da construção de tecido pulpar de acordo com a sua assimetria apical e coronal durante a colocação em sistemas de canais radiculares limpos e modelados.

Terapia genética

O trabalho de Rutherford que transfectou polpas de furão com BMP-7 de rato transfectada com cDNA não conseguiu produzir uma resposta reparadora, sugerindo que é necessária mais investigação para otimizar o potencial da terapia genética da polpa[2].

Terapia genética in vivo

Recentemente, os genes do fator de crescimento endotelial vascular (VEGF), da angiopoietina, do fator de crescimento dos fibroblastos (FGF) e do fator de crescimento dos hepatócitos (HGF) foram todos diretamente transfectados para os tecidos. As BMPs são factores de crescimento/diferenciação importantes na engenharia de tecidos dentários. Tanto a transferência de genes virais como não virais têm sido utilizadas para expressar genes e produzir BMPs endógenas no tecido pulpar. A terapia com a proteína BMP7 é conhecida por ser eficaz na indução de dentina reparadora/regenerativa, mas não em tecido pulpar inflamado. No entanto, um adenovírus recombinante contendo o gene BMP7 completo induziu uma pequena quantidade de formação de dentina após transdução direta em polpa experimentalmente inflamada. O plasmídeo GDF11 foi transfectado eficientemente por electroporação em DPSCs para induzir a expressão de DSPP, e esta abordagem resultou em algum nível de formação de dentina reparadora. Um estudo que utilizou a transferência do gene GDF11 mediada por ultra-sons, juntamente com microtúbulos, também induziu a diferenciação de células estaminais da polpa em odontoblastos in vitro, e deu origem a uma formação de dentina reparadora mais homogénea e completa[26].

Vantagens

- Produção estável de plasmídeos com um elevado nível de pureza,

- Manipulação fácil,

- Risco mínimo de replicação ou incorporação, e

- Imunogenicidade fraca

Terapia génica in vitro

A abordagem da terapia genética in vitro envolve a manipulação genética ou a decoração de células somáticas in vitro, que são subsequentemente transplantadas para o local de regeneração. Por exemplo, as células mesenquimais foram transfectadas com morfogénios ou factores de crescimento, como os genes BMPs, e implantadas num local de defeito na cartilagem ou no osso. As células desempenham um papel não só no processo de reparação, mas também na secreção de factores de crescimento para estimular as células hospedeiras no local. Alguns estudos demonstraram que a terapia genética in vivo é ineficaz para a formação de dentina reparadora, se houver uma inflamação grave e apenas estiverem presentes poucas células estaminais/progenitoras no tecido pulpar.

Estudos recentes revelaram que os fibroblastos adultos podem ser transformados em células estaminais pluripotentes funcionais através da introdução de quatro factores: Assim, parece ser possível obter células epiteliais/mesenquimatosas dentárias embrionárias e iniciar uma odontogénese de bioengenharia através da introdução de genes específicos ou factores de crescimento em células dentárias adultas[26].

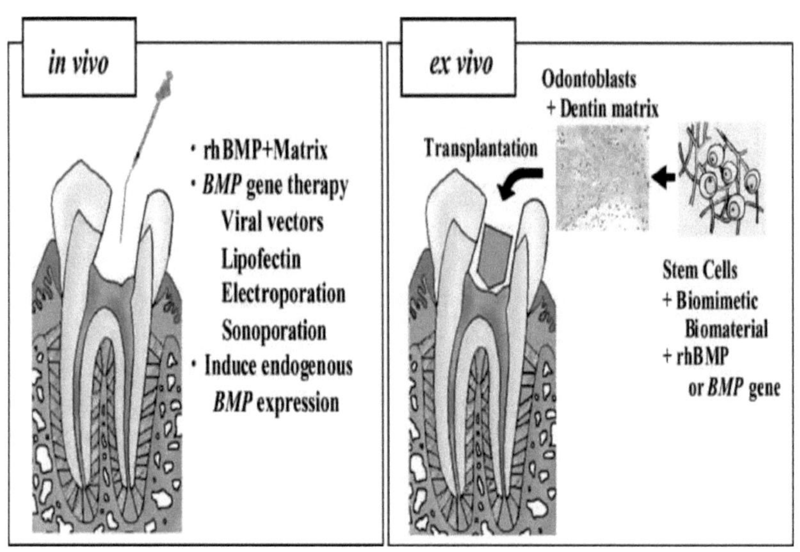

in vivo
rh BMP+Matrix
BMP gene therapy
Viral vectors
Lipofectin
Electroporation
Sonoporation
Induce endogenous
BMP expression
ex vivo
Odontoblasts
+ Dentin matrix
Transplantation
Stem Cells
+ Biomimetic
Biomaterial
+ rhBMP
or BMP gene

Technique	Image	Advantages	Disadvantages
Root-canal revascularization: open up tooth apex to 1 mm to allow bleeding into root canals		✓ Lowest risk of immune rejection ✓ Lowest risk of pathogen transmission	➤ Minimal case reports published to date ➤ Potential risk of necrosis if tissue becomes reinfected
Stem cell therapy: autologous or allogenic stem or cells are delivered to teeth via injectable matrix		✓ Quick, ✓ Easy delivery ✓ Least painful ✓ Cells are easy to harvest	➤ Low cell survival ➤ Cells do not produce new functioning pulp ➤ High risk of complications
Pulp implant: pulp tissue is grown in the laboratory in sheets and implanted surgically		✓ Sheets of cells are easy to grow ✓ More stable than an injection of dissociated cells	➤ Sheets lack vascularity so only small constructs are possible ➤ Must be engineered to fit root canal precisely
Scaffold implant: pulp cells are seeded onto a 3-D scaffold made of polymers and surgically implanted		✓ Structure supports cell organization ✓ Some materials may promote vascularization	➤ Low cell survival after implantation ➤ Must be engineered to fit root canal precisely
3-D cell printing: ink-jet-like device dispenses layers of cells in a hydrogel which is surgically implanted		✓ Multiple cell types can be precisely positioned	➤ Must be engineered to fit root canal precisely ➤ Early-stage research has yet to prove functional in vivo
Injectable scaffolds: polymerizable hydrogels, alone or containing cell suspension are delivered by injection		✓ Easy delivery ✓ May promote regeneration by providing substitute for extracellular matrix	➤ Limited control over tissue formation ➤ Low cell survival ➤ Early-stage research has yet to prove functional in vivo
Gene therapy: mineralizing genes are transfected into the vital pulp cells of necrotic and symptomatic teeth		✓ May avoid cleaning and shaping root canals ✓ May avoid the need to implant stem cells	➤ Most cells in a necrotic tooth are already dead ➤ Difficult to control ➤ Risk of health hazards ➤ Not approved by the FDA

FONTE:Journal of Endodontics ,Associação Americana de Endodontistas

AVANÇOS NA ENGENHARIA DE TECIDOS

Padronização celular e controlo topográfico

A modelação celular refere-se à capacidade de manter ou induzir uma arquitetura ou morfologia celular normal, bem como à capacidade de organizar construções celulares em estruturas tridimensionais que se assemelham à histologia normal dos tecidos. Mesmo os tecidos mais simples apresentam alguma heterogeneidade celular e organização estrutural. A modelação e a diferenciação celular podem ser reforçadas por sinais bioquímicos, tais como citocinas, genes e estimulação mecânica.

Microfluídica

A microfluídica com microcanais é um novo método para fornecer seletivamente biomoléculas para adesão ou diferenciação celular em várias áreas de um suporte. A microfluídica baseia-se no princípio de que, quando duas ou mais correntes paralelas de fluxo laminar são unidas, as correntes continuam a fluir paralelamente umas às outras sem qualquer mistura turbulenta. Até à data, as técnicas microfluídicas só foram aplicadas a culturas em monocamada.

Cocultura

A cocultura é outra técnica de modelação celular. A implantação de andaimes contendo osteoblastos e condrócitos resultou na reorganização das células em regiões específicas de osso e cartilagem semelhantes a uma placa de crescimento. Recentemente, a cocultura sem andaimes foi utilizada para demonstrar a reagregação de microtecidos cardíacos, hepáticos, cartilagíneos e vasculares .[6]

Andaimes compósitos

A utilização de estruturas compósitas multilaminadas está a ser investigada para o controlo topográfico dos tecidos. Foram projectadas estruturas vasculares em que as camadas de células musculares lisas são combinadas com uma camada de células endoteliais. Sharma e Elisseeff demonstraram a utilidade de hidrogéis fotopolimerizáveis, injectáveis e multicamadas para encapsular vários tipos de células numa organização estratificada, e prevêem o controlo espacial da apresentação de factores bioactivos no interior do suporte para o desenvolvimento de enxertos osteocondrais.

Microcirculação

O desenvolvimento de uma microcirculação é essencial para o desenvolvimento de tecidos de engenharia tridimensionais de grandes dimensões para implantação, para efetuar trocas gasosas, fornecimento de nutrientes e remoção de resíduos. Os bioreactores facilitam estas funções através do meio de cultura. Os biorreactores de primeira geração limitavam-se a bombear o meio de cultura através do tecido em formação, enquanto os biorreactores de segunda geração concebidos para a engenharia de vasos sanguíneos, músculos e cartilagens também sujeitavam o tecido a tensões de compressão e cisalhamento. Estas forças foram consideradas essenciais para melhorar as propriedades mecânicas destes tecidos artificiais. No entanto, os bioreactores actuais só podem ser utilizados com estruturas de poucos milímetros de espessura.

A microfluídica também tem sido utilizada para a troca de gases, nutrientes e resíduos em dispositivos multicamadas[6].

Métodos melhorados para desinfetar e modelar sistemas de canais radiculares

A abordagem mais simples para a regeneração do tecido pulpar seria a regeneração da polpa sobre o tecido pulpar remanescente. No entanto, as tentativas de regenerar o tecido pulpar em condições de inflamação ou necrose parcial revelaram-se infrutíferas, e é geralmente reconhecido que o prognóstico a longo prazo do capeamento pulpar direto de tecido infetado é mau e não recomendado. Na presença de infeção, as células estaminais da polpa que sobrevivem parecem ser incapazes de mineralizar e depositar uma ponte de dentina terciária. Assim, a maioria das evidências disponíveis sugere que a polpa dentária necrótica e infetada não cicatriza. Por conseguinte, num futuro previsível, será necessário desinfetar os sistemas de canais radiculares e remover os tecidos duros e moles infectados antes de utilizar tratamentos endodônticos regenerativos. Além disso, observou-se que as células estaminais da polpa, as células estaminais periodontais e os fibroblastos não aderem e não crescem em sistemas de canais radiculares infectados; a presença de infeção torna o tratamento infrutífero

Isto indica que para que a endodontia regenerativa seja bem sucedida,

• A desinfeção dos sistemas de canais radiculares necróticos tem de ser efectuada de forma a não impedir a cicatrização e a integração da polpa de engenharia de tecidos com as paredes do canal radicular.

• A inclusão de uma pequena quantidade local de antibióticos poderá ter de ser considerada no desenvolvimento destes suportes biodegradáveis.

As condições selectivas levam à predominância de microrganismos facultativos e estritamente anaeróbios que sobrevivem e se multiplicam, causando infecções que estimulam a reabsorção óssea local. A desinfeção completa elimina os microrganismos, permite uma melhor adaptação dos materiais de obturação e melhora a ação dos medicamentos intracanais. A escolha de um irrigante é de grande importância, pois o irrigante actua como lubrificante durante a instrumentação, elimina detritos e microrganismos do canal e reage com a polpa, tecidos necróticos, microrganismos e seus subprodutos. O hipoclorito de sódio tem sido amplamente utilizado durante várias décadas para este fim. O gluconato de clorexidina tem sido uma alternativa ao hipoclorito de sódio. A desinfeção de bactérias é clinicamente importante, particularmente *o Enterococcus faecalis*, porque tem sido isolado de sistemas de canais radiculares infectados e aparece mais frequentemente em casos de tratamento endodôntico revisional.

A endodontia regenerativa beneficiaria de uma nova geração de irrigantes que fossem tão eficazes como os irrigantes actuais, mas que não fossem perigosos para os tecidos dos doentes. Esta é uma área importante de investigação, porque o desenvolvimento do desinfetante, irrigante e agente quelante ideais beneficiaria os doentes e a profissão.

Remoção da camada de esfregaço

A smear layer é uma camada de 1 a 5mm de espessura de detritos de corte desnaturados produzidos nas superfícies cavitárias instrumentadas, e é composta por dentina, processos odontoblásticos, contaminantes inorgânicos não específicos e microorganismos. A presença de uma camada de smear layer nas paredes do canal radicular pode inibir a aderência das células estaminais pulpares implantadas, causando potencialmente o fracasso do tratamento endodôntico regenerativo. Para promover o sucesso da endodontia regenerativa, parece ser necessário melhorar os métodos de remoção da smear layer das paredes dos canais radiculares, pois a sua remoção permite uma melhor vedação do material de obturação endodôntica à dentina e evita a fuga de microrganismos para os tecidos orais. Os agentes quelantes químicos são utilizados para remover a smear layer das paredes dos canais radiculares, mais frequentemente uma solução a 17% de ácido etilenodiaminotetracético

(EDTA) que é aplicado como uma lavagem final. Foram investigadas várias outras soluções para remover as camadas de esfregaço, incluindo a doxiciclina, um congénere da tetraciclina; o ácido cítrico; e, mais recentemente, o MTAD . O MTAD é uma solução aquosa de 3% de doxiciclina, 4,25% de ácido cítrico e 0,5% de detergente polissorbato 80. O MTAD tem sido relatado como sendo eficaz na remoção de camadas de esfregaço endodôntico, eliminando micróbios que são resistentes aos irrigantes e pensos endodônticos convencionais, e proporcionando uma atividade antimicrobiana sustentada através da afinidade da doxiciclina para se ligar aos tecidos duros dentários. No entanto, a sua interação com o tecido pulpar em regeneração é desconhecida[2] .

Engenharia de células estaminais de materiais biomiméticos

A regeneração de tecido dentário cariado ou perdido é problemática. Não existe nenhum material de restauração que possa ser colocado num dente que ofereça melhor proteção ao tecido pulpar do que a dentina. Qualquer lesão no complexo dentino-pulpar pode desencadear uma atividade celular inflamatória. Estas reacções inflamatórias podem lesionar as populações de células pulpares e levar a complicações. Se não for controlada, a atividade inflamatória grave pode frequentemente progredir para necrose pulpar total e desenvolvimento de lesão seguida de destruição óssea local. O ionómero de vidro modificado por resina é um material de restauração comum. Poucos materiais de restauração partilham a aparência da estética do dente, embora os materiais de resina composta possam ser combinados com a cor. Estes resultados contrastam com a utilização de tecido dentário, que partilha as mesmas propriedades químicas, físicas e estéticas dos dentes naturais. Estas propriedades são ideais para restaurar superfícies dentárias danificadas porque a abrasão, a erosão, o atrito e o desgaste dentário continuam a ser predominantes. As facetas de porcelana são frequentemente colocadas para fins estéticos, mas as baixas taxas de sucesso e a longevidade deste tratamento fariam com que a substituição imediata das superfícies dentárias perdidas por tecidos dentários sinteticamente mineralizados fosse um avanço bem-vindo na medicina dentária restauradora[8] .

Colheita de dentes criados por engenharia de tecidos

A capacidade de criar em laboratório dentes que possam ser colhidos e implantados em pacientes para restaurar dentes extraídos ou perdidos é há muito um objetivo da investigação dentária. A caraterização da diferenciação do mesênquima dentário em polpa, dentina e esmalte realçou alguns processos de desenvolvimento que podem ser utilizados pelas terapias de engenharia de tecidos para criar dentes sintéticos. Um dos métodos tridimensionais de engenharia de tecidos é o scaffolding, no qual uma mistura complexa de células e um scaffold biodegradável pré-fabricado são empregues para fazer crescer um tecido com a forma desejada.

Germe dentário de bioengenharia através de um método de engenharia de tecidos com recurso a suportes

O grupo de Yelick examinou expiantes contendo células dissociadas isoladas de terceiros molares porcinos não irrompidos ou de botões dentários de molares de ratos. Estes continham células epiteliais e células mesenquimatosas que foram colocadas num suporte em forma de dente feito de poliglicolato (PGA) e poli-L-lactato-co-glicolato (PLGA). Os explantes foram capazes de gerar uma coroa dentária contendo dentina e esmalte. Isto sugere que um método de engenharia de tecidos dentários, com uma estrutura pré-fabricada

um suporte biodegradável, poderia ser utilizado para produzir um dente com bioengenharia utilizando células derivadas do tecido dentário. Honda *et al.* relataram a eficácia da utilização de uma esponja de colagénio como suporte e da sementeira sequencial de células epiteliais e mesenquimais

células . No entanto, resta saber se a formação de dentes será suficientemente eficiente e se a estrutura dos dentes regenerados será satisfatória utilizando este método.

O uso de andaimes e a semeadura do arranjo anatômico adequado de células imaturas e células progenitoras comprometidas para cada linhagem celular mantém tanto a polarização celular espontânea em direção à junção esmalte-dentina quanto o gradiente para cada linhagem celular. Além disso, usando a técnica de andaimes, o germe dentário em estágios de desenvolvimento mais avançados do que o estágio de indução pode ser reconstituído, e o tempo total necessário para desenvolver um dente funcional a partir do germe dentário reconstituído enxertado na cavidade oral pode ser encurtado.

Germe dentário de bioengenharia por agregação de células

O primeiro passo na agregação multicelular de células epiteliais e células mesenquimais é a montagem multicelular por auto-organização de cada tipo de célula. Isto ocorre através da migração celular e da adesão celular selectiva até as células atingirem uma disposição de equilíbrio. Em seguida, as interacções recíprocas entre as camadas de células epiteliais e as camadas de células mesenquimatosas iniciam a organogénese que regula a diferenciação e a morfogénese. Pensa-se que o potencial das células para se auto-reorganizarem e para induzirem a organogénese difere muito entre os vários tipos de células de diferentes órgãos. Para criar um germe dentário de bioengenharia, o epitélio dentário é reassociado a um pellet de células mesenquimais dissociadas; o germe artificial resultante é então utilizado para fazer crescer um dente com uma estrutura adequada por transplante *in vivo*. Um germe dentário de bioengenharia reconstituído a partir de pellets de células epiteliais dentárias e de células mesenquimatosas dissociadas, isoladas do germe dentário de ratinho ED 14.5, produziu com sucesso um dente completo rodeado de tecido semelhante ao periodontal. Também foi relatado que um agregado celular de células epiteliais e mesenquimais mistas, isolado de germe dentário de molar derivado de rato ED 13.5, foi capaz de gerar um dente completo sem compartimentação celular em alta densidade celular.

Utilizando o método de reagregação celular, as células epiteliais e as células mesenquimatosas isoladas do germe dentário numa fase precoce do desenvolvimento, mas não numa fase tardia, podem ser induzidas a reproduzir-se de forma a dirigir as interacções célula-a-célula entre cada uma das células. As células reagregadas podem auto-renovar-se ou proliferar, e promover a ordenação espacial e a auto-organização, resultando em arranjos celulares adequados.

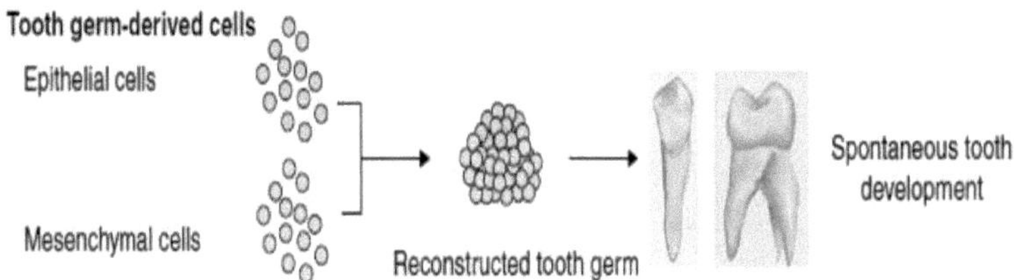

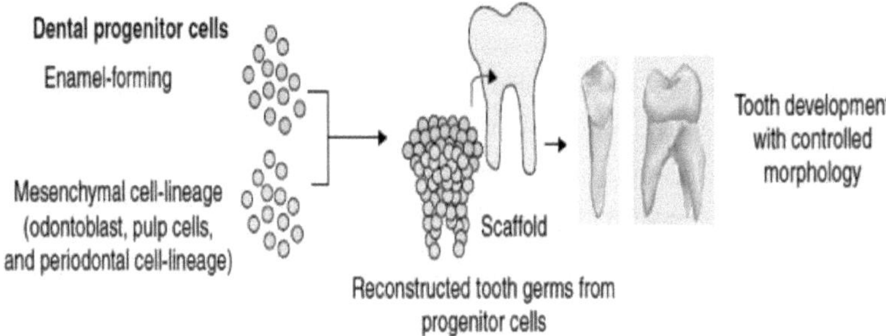

Regeneração dentária utilizando um modelo computorizado

Propõe que a futura criação de dentes de substituição para os pacientes envolva uma tecnologia de cadeira com o seguinte processo:

- O primeiro passo é criar um biomodelo da cavidade oral assistido por computador e analisar a estética dos dentes existentes.

- O segundo passo é utilizar uma base de dados de tamanhos, formas e estética dos dentes como modelo para conceber um dente de substituição.

- A terceira etapa consiste em biomanufaturar o dente utilizando um suporte e métodos de impressão e deposição de padrões celulares tridimensionais. As placas de esmalte e dentina biossintéticos são cortadas com a forma do dente.

- O quarto passo é implantar o dente cirurgicamente no paciente e reconectar o fluxo sanguíneo, os nervos e os ligamentos periodontais[8].

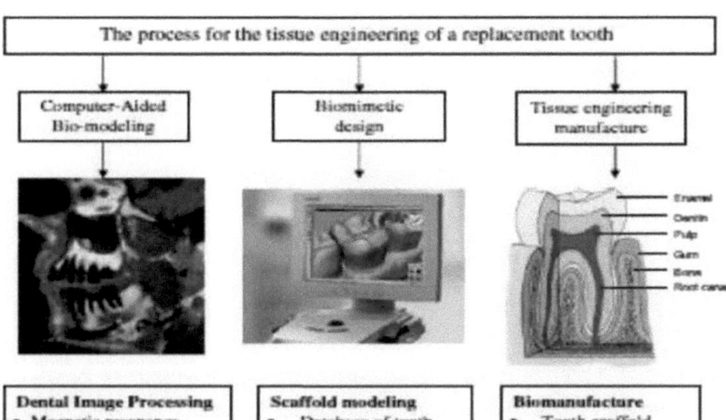

Dental Image Processing
- Magnetic resonance imaging
- X-rays
- Color video images

Computer design
- Contour-based model of tooth-socket and surrounding teeth
- Analysis of esthetics of existing teeth

Scaffold modeling
- Database of tooth structure is used as the blueprint for designing a replacement tooth

Esthetic modeling
- To ensure replacement tooth has same color characteristics as existing teeth

Biomanufacture
- Tooth scaffold manufacture with cell seeding
- 3-D cell pattern printing and deposition

Mineralized tissue
- Slabs of synthetic enamel and dentin are cut into the shape of the tooth

Tooth assembly and Surgical Implantation
- The scaffold, cells and mineralized tissues are assembled together using bio-adhesive.
- The tooth is surgically implanted, connecting blood flow, nerves and periodontal ligaments.

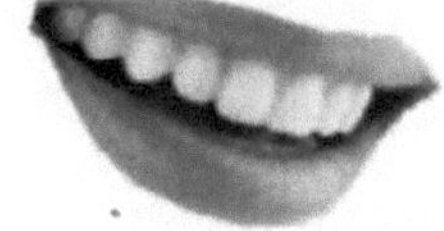

POTENCIAIS DESAFIOS DA REGENERAÇÃO

Os desafios do procedimento regenerativo podem ser classificados em

* Desafios biológicos

* Desafios técnicos

* Desafios clínicos

* Desafios éticos

Desafios biológicos

O sucesso da terapia endodôntica regenerativa depende da capacidade dos investigadores de criar uma técnica que permita aos clínicos criar um tecido pulpar funcional dentro de sistemas de canais radiculares limpos e modelados.

* Isolamento de células estaminais

* Caracterização das células estaminais

* Controlo da diferenciação de células estaminais em tecidos especializados

* Interação com o microambiente (factores solúveis e insolúveis, matriz extracelular e sinais das células vizinhas).

* Rejeição imunitária

* Sequelas a longo prazo e potencial neoplásico[7]

Desafios técnicos

* Condições e meios de cultura

* Livre de agentes patogénicos e de infecções

* Calendário do tratamento

* Suportes biocompatíveis e sistema de distribuição

* Neovascularização e regeneração nervosa[33]

Desafios clínicos

* Rentabilidade e eficiência

* Reação imunitária

* Estabilidade genómica

* Risco de tumorigénese

* Acompanhamento a longo prazo

Utilizar um embrião como fonte de células do corpo é uma notação muito diferente, tanto do ponto de vista científico como ético. Trata o embrião apenas funcionalmente como uma "bola de células", como um recurso e já não como um todo. A noção de que é correto destruir embriões porque foram criados para investigação é errada. Isto é fazer o papel de Deus[7].

Existe um debate significativo entre os investigadores da comunidade biomédica sobre pelo menos duas grandes preocupações éticas relacionadas com os produtos de engenharia de tecidos. Para muitos produtos de engenharia de tecidos, as células viáveis são um componente essencial. A menos que as células do próprio doente possam ser amplificadas de forma adequada e atempada, permitindo a sua utilização no dispositivo de engenharia de tecidos, as células têm de ser derivadas de outro tecido. Esta situação levanta questões éticas: a fonte de tecido deve ser outra pessoa ou pode ser utilizado um tecido animal (ou seja, um xenoenxerto)? Se a fonte for outra pessoa (ou seja, um aloenxerto celular), deverá ser paga pelas suas amostras de tecido (por exemplo, pele, fígado)?

Este facto pode induzir as pessoas em dificuldades financeiras a "doar" os seus tecidos. Uma vez que os tecidos fetais têm frequentemente um maior potencial de crescimento do que os tecidos adultos, devem os tecidos fetais ser utilizados como fonte de células? Se, tal como acontece com os órgãos para transplante, não existirem fontes celulares suficientes para satisfazer a procura de um determinado dispositivo de engenharia de tecidos, como é que se decide quem receberá os produtos (com base na necessidade e na capacidade de pagamento)? Para vários produtos de Engenharia de Tecidos baseados em células, foi explorada a utilização de células animais.

Recentemente, os investigadores apelaram a uma moratória sobre a investigação que utiliza xenoenxertos celulares, em grande parte devido a um risco hipotético. Este risco consiste no facto de um vírus animal (neste caso, suíno) poder ultrapassar com êxito a barreira da espécie humana, talvez sofrer uma mutação e resultar numa doença humana grave. Embora esta circunstância, no que diz respeito a um vírus suíno, seja hipotética e não haja provas de que tal acontecimento possa ocorrer, é reconhecido na comunidade científica que o vírus da SIDA teve aparentemente a sua origem em primatas e "saltou de espécie" através do consumo humano de animais infectados. Uma moratória sobre a investigação de xenoenxertos reconheceria essas potenciais implicações sociais e permitiria o debate público e legislativo sobre a utilização de xenoenxertos. Não é de surpreender que não exista um acordo uniforme sobre esta questão, embora o diálogo tenha, de um modo geral, aumentado a consciencialização para as considerações éticas na engenharia de tecidos.

Uma fonte celular promissora

Células estaminais autógenas da mucosa oral

As células da mucosa oral são facilmente acessíveis como fonte de células orais, o que evita o problema de os doentes serem obrigados a armazenar sangue do cordão umbilical ou terceiros molares imediatamente após a extração. Também evita a necessidade de biopsias ósseas. As células da mucosa oral podem ser mantidas utilizando cultura de células in vitro com antibióticos para eliminar a infeção. As células podem então ser semeadas nos 1 a 3 mm apicais de uma estrutura de engenharia de tecidos, com os restantes 15 mm coronais contendo uma estrutura acelular que suporta o crescimento celular e a vascularização. Esta construção de tecido pode envolver uma pasta injetável de [hidrogel_cells_X (factores de crescimento, etc.)] ou [hidrogel _ X (factores de crescimento, etc.)], pelo que este método de duas camadas seria bastante fácil de realizar. Além disso, ao semear células apenas na região apical, reduz-se a necessidade de um grande número de células derivadas do hospedeiro. Em vez disso, a maior parte da proliferação celular ocorreria naturalmente no doente. Este facto reduziria a necessidade de cultivar grandes quantidades de células em laboratório. Ambos os métodos de entrega reduzem a necessidade de uma população de células estaminais autógenas da polpa que não estará prontamente disponível para os endodontistas, porque os dentes que requerem tratamento estão presumivelmente infectados e necróticos. Para além da neovascularização, a restauração completa do complexo dentina-polpa também requer a regeneração do fornecimento do nervo pulpar. As BPMs parecem desempenhar um papel na estimulação da regeneração do nervo, enquanto a angiogénese é regulada pelo VEGF.

As principais questões relacionadas com a nossa compreensão dos factores que regulam o complexo dentina-polpa permanecem sem resposta. Por exemplo, não se compreende como, em condições fisiológicas normais, a mineralização completa da polpa é impedida, enquanto a formação de dentina continua a ocorrer na periferia. À medida que a nossa compreensão destes mecanismos de transdução de sinal aumenta, é provável que se desenvolvam abordagens adicionais para a regeneração tecidular do complexo dentina-polpa com recurso a genes.

<u>CONCLUSÃO</u>

Nas últimas décadas, foram efectuadas inúmeras tentativas para obter êxito na produção, integração e manutenção de produtos de engenharia de tecidos dentários. Estão também a ser aplicadas múltiplas estratégias de engenharia de tecidos numa tentativa de regenerar o complexo dentina-polpa. Células estaminais dentárias, factores de crescimento e diferentes matrizes e suportes físicos têm sido utilizados em estudos in vitro e in vivo. Foram alcançados desenvolvimentos empolgantes no domínio da engenharia de tecidos, embora tenham sido um desafio. A engenharia de tecidos tem um enorme potencial e, na área da ciência e da tecnologia, estão a ser feitos avanços empolgantes. Os resultados desta disciplina começaram a refletir-se na área dos cuidados médicos dos doentes.

A endodontia regenerativa é um dos desenvolvimentos mais interessantes da medicina dentária atual e os endodontistas estão na vanguarda desta investigação de ponta. A endodontia regenerativa utiliza o conceito de engenharia de tecidos para restaurar os canais radiculares a um estado saudável, permitindo o desenvolvimento contínuo da raiz e dos tecidos circundantes. Os conhecimentos dos endodontistas nos domínios da biologia da polpa, do traumatismo dentário e da engenharia de tecidos podem ser aplicados para proporcionar um tratamento endodôntico regenerativo de base biológica de dentes permanentes imaturos necróticos, resultando num desenvolvimento contínuo da raiz, no aumento da espessura das paredes dentinárias e no encerramento apical. Estes desenvolvimentos na regeneração de um complexo polpa-dentina funcional têm um impacto promissor nos esforços para manter a dentição natural e saudável e biomodificada.

Lista de referências

1. Glasstone S -1967-. Desenvolvimento de dentes em cultura de tecidos. J Dent Res 46:858-861.

2. O impacto da engenharia de tecidos na medicina dentária. *Journal of dental education* vol 65; no.5: 456462.

3. Endodontia regenerativa: Uma revisão do estado atual e um apelo à ação. *Journal of endodontics* 2007;33:377-390.

4. Regeneração dentária em medicina dentária operatória, conferência de Buonocore. *Jornal de Dentisteria Operatória* 2006;31:6:633-642.

5. Fazer com que os andaimes de engenharia de tecidos funcionem. Revisão da aplicação da tecnologia de fabrico de formas livres sólidas à produção de andaimes de engenharia de tecidos. *European cells and materials* 2003;vol 5:29-40.

6. A cola de fibrina como veículo para a administração de células estaminais mesenquimais na regeneração óssea. *Jornal da Associação Médica Chinesa* 2008;vol 71:2:59-61.

7. Engenharia de tecidos . *Journal of head and neck surgery* 2005;vol 13:4:233-241.

8. Células estaminais: um novo paradigma. *Revista indiana de genética humana* 2006; vol 12:issue 1:4-9.

9. As perspectivas para implantes e endodontia; uma revisão das estratégias de engenharia de tecidos para criar dentes de substituição para os pacientes. *Clínica Dentária da América do Norte* 2006;50:299-315.

10. Fator de crescimento do endotélio vascular e sua relação com a polpa dentária. *Journal of Endodontics* 2007;33:524 -530

11. Aspeto molecular da patogénese e reparação dentária: modelos in vivo e in vitro. *Investigação dentária avançada* 2001;15:59-62.

12. A aplicação da terapia genética na endodontia. *Investigação e revisão dentária indiana* 2007;4.

13. Estratégias de transferência de genes. *Revista de ciência celular*

14. **Stephanie j. Bryant** Engenharia de tecidos. *Tutorial de biomateriais* Universidade do Colorado em Boulder

15. Células estaminais para a engenharia dentária. *European cell and materials* 2008;16:1-9.

16. Células estaminais da polpa dentária: o quê, onde, como. *Revista Internacional de Odontopediatria* 2009;19:61-70.

17. DPSCs humanas da biologia às aplicações clínicas. *Jornal de zoologia experimental (biologia do desenvolvimento molecular)* 2008;310B.

18. Células estaminais mesenquimais derivadas de tecidos dentários vs. de outras fontes; a sua biologia e papel na medicina regenerativa. *Journal of dental research* 2009;88(9):792-806.

19. Célula estaminal SHED.*PNAS* 2003 ; 100:10:5807-5812.

20. Engenharia de tecidos da polpa dentária com células estaminais de dentes decíduos esfoliados. *Jornal de endodontia* 2008;34:962-969.

21. Comparação das vias de proliferação de células estaminais entre SHED e DPSCs através da expressão de genes

de polpa dentária promissora. *Jornal de endodontia* 2009;35:1536-1542.

22. O tesouro escondido na papila apical; o potencial na regeneração da polpa/dentina e na bio-raiz

engenharia. *Jornal de endodontia* 2008;34:645-651.

23. Descrição/reivindicações do andaime de engenharia de tecidos Pedido de patente USPTO 20090163612

24. Hidrogéis em engenharia de tecidos; Enzyme Corporation, Kendall Square, Cambridge, Massachusetts 02139, EUA

25. Scaffold 3D interativo para células; avanços e aplicações. *Biotechnology advances* 2009;27:334-339.

26. **Xuechao Yang** DPSCs para engenharia de tecidos STRO-1selecção e estratégias de transfecção.

27. Regeneração de tecido semelhante a dentina/polpa utilizando uma estrutura de células estaminais da polpa dentária/ácido poliédrico

em coelhos brancos da Nova Zelândia. *Australian endodontic journal* 2008;34:52-67.

28. *Livro* Princípio da engenharia de *tecidosLanger e Vacanti*

29. Aplicação da engenharia de tecidos à regeneração da dentina e da polpa em endodontia. *Jornal de endodontia* 31:10:711-718

30. A aplicação de proteínas morfogénicas ósseas à engenharia de tecidos dentários . *Natureza Biotecnologia2003*; 21:Número9.

31. Proteínas morfogénicas ósseas - Uma nova dimensão na regeneração. *JIDA* 2006; 24.

32. A aplicação da proteína morfogénica óssea à engenharia de tecidos dentários. *Nature Biotechnology* 2003; 21: No 9.

33. Proteínas morfogénicas ósseas: conceitos básicos . *Neurocirurgia . Foco;* 13 : 12.

34. Expressão de genes relacionados com a matriz e TGF Beta durante a mineralização de DPSCs in vitro. *Biologia celular e do desenvolvimento* 2007.

35. Indução de DPSCs por electroporação de GDF11.*Gene therapy* 2009;9:814-818.

36. As células estaminais e a futura regeneração periodontal. *Periodontologia* 2009;51:239-241.

37. Células estaminais mesenquimais e engenharia dentária. *International Journal of Oral Science* 2009; 1(1): 6-12.

38. Terapia baseada em células e tecidos Cultivo de dentes de bioengenharia a partir de células individuais: potencial para a medicina regenerativa dentária. *Expert Opin. Biol. Ther.* 2008; **8**;6.

39. Making a tooth: growth factors, transcription factors, and stem cells .*Cell Research*, 15(5):301-316, May 2005

40. http://www.aae.org/publications-and-research/research/regenerative-database.aspx

41. Tissue engineering: the design and fabrication of living replacement devices for surgical reconstruction and transplantationVacanti, Joseph P et al. The Lancet , Volume 354 , S32 - S34

42. **Engenharia de tecidos**: criação de vasos sanguíneos de longa duração N Koike, D Fukumura, O Gralla, P Au, JS Schechner... - Nature, 2004 - nature.com.br

43. Engenharia de Tecidos - Desafios Actuais e Oportunidades em Expansão Ciência; Vol 295, Edição 5557, fevereiro de 2002 **Linda G.** GrifBthl,*, **Gail** Naughton2

44. Bioreactor avançado com aplicação controlada de tensão multidimensional para engenharia de tecidos. Altman GH , Lu HH , Horan RL , Calabro T , Ryder D , Kaplan DL , Stark P_, Martin I , Richmond JC , Vunjak-Novakovic G Journal of Biomechanical Engineering [01 Dec 2002, 124(6):742-749]

45. Bartlett JD, Simmer JP -1999-. Proteinases no desenvolvimento do esmalte dentário. Crit Rev Oral Biol Med 10:425-441.

46. Bohl KS, Shon J, Rutherford B, Mooney DJ -1998-. Papel da matriz extracelular sintética no desenvolvimento da polpa dentária projectada. J Biomater Sci-Polym Ed 9:749-764.

47. Jernvall J, Thesleff I -2000-. Reiterative signaling and patterning during mammalian tooth morphogenesis. Mech Dev 92:19-29.

48. Mooney DJ, Powell C, Piana J, Rutherford B -1996-. Engenharia de tecido semelhante à polpa dentária in vitro. Biotechnol Prog 12:865-868

49. Peters H, Balling R -1999-. Os dentes. Onde e como os fabricar. Tendências Genéticas 15:59-65

50. Saito M, Iwase M, Maslan S, Nozaki N, Yamauchi M, Handa K, *et al.* -2001-. Expressão da proteína de ligação derivada do cemento no germe dentário bovino durante a Cementogénese. Osso 29:242-248.

51. Slavkin HC, Bringas P Jr, Bessem C, Santos V, Nakamura M, Hsu MY, *et al.* -1989-. Diferenciação da bainha epitelial da raiz de Hertwig e formação inicial de cemento e osso durante a cultura de órgãos a longo prazo de primeiros molares mandibulares de rato utilizando um meio sem soro e quimicamente definido. J Periodontal Res 24:28-40.

52. Thesleff I -1976-. Diferenciação de tecidos odontogénicos em cultura de órgãos. Scand J Dent Res

84:353-356.

53. Thomas HF, Kollar EJ -1989-. Diferenciação de odontoblastos em recombinantes enxertados de bainha de raiz epitelial murina e mesênquima dentário. Arch Oral Biol 34:27-35.

54. Wu D, Ikezawa K, Parker T, Saito M, Narayanan AS -1996-. Caracterização de uma proteína de ligação derivada do cemento colagénico. Jone Miner Res 11:686-692.

55. Yamada M, Bringas P Jr, Grodin M, MacDougall M, Cummings E, Grimmett J, *et al.* -1980-. Cultura de órgãos quimicamente definidos de órgãos dentários embrionários de rato: morfogénese, dentinogénese e amelogénese. J Biol Buccale 8:127-139

56. Yoshikawa DK, Kollar EJ -1981-. Experiências de recombinação sobre os papéis odontogénicos dos tecidos da papila dentária e do saco dentário do rato em enxertos oculares. Arch Oral Biol 26:303-307.

57. Zeichner-David M, Diekwisch T, Fincham A, Lau E, MacDougall M, Moradian-Oldak J, *et al.* - 1995- Controlo da diferenciação dos ameloblastos. Int J Dev Biol 39:69-92

58. A aplicação de proteínas morfogenéticas ósseas à engenharia de tecidos dentários Nakashima, Misako; Reddi, A Hari. **Nature Biotechnology; Nova Iorque** 21.9 (Set 2003): 1025-32

59. Bohl KS, Shon J, Rutherford B, Mooney DJ (1998). Role of synthetic extracellular matrix in development of engineered dental pulp. J Biomater Sci Polym Ed 9:749-764.

60. Cordeiro MM, Dong Z, Kaneko T, Zhang Z, Miyazawa M, Shi S, . (2008). Engenharia de tecidos da polpa dentária com células estaminais de dentes decíduos esfoliados. J Endod 34:962-969.

61. George A, Sabsay B, Simonian PA, Veis A (1993). Caracterização de uma nova fosfoproteína ácida da matriz dentinária. Implicações para a indução da biomineralização. J Biol Chem 268:1262412630.

62. Gloria A, De Santis R, Ambrosio L (2010). Scaffolds compósitos à base de polímeros para engenharia de tecidos. J Appl Biomater Biomech 8:57-67

63. Miura M, Gronthos S, Zhao M, Lu B, Fisher LW, Robey PG, . (2003). SHED: células estaminais de dentes decíduos esfoliados humanos. Proc Natl Acad Sci USA 100:5807-5812.

64. Sakai VT, Zhang Z, Dong Z, Neiva KG, Machado MA, Shi S, . (2010). SHED se diferenciam em odontoblastos funcionais e endotélio. J Dent Res 89:791-796.

65. Villar CC, Cochran DL (2010). Regeneração dos tecidos periodontais: regeneração tecidular guiada. Dent Clin North Am 54:73-92.

66. Gronthos S, Mankani M, Brahim J, Robey PG, Shi S (2000). Células estaminais pós-natais da polpa dentária humana (DPSCs) in vitro e in vivo. Proc Natl Acad Sci USA 97:

67. Lumsden AG (1988). Organização espacial do epitélio e o papel das células da crista neural na iniciação do germe dentário dos mamíferos. Desenvolvimento 103(Suppl): 155-169.

68. MacKenzie A, Ferguson MW, Sharpe PT (1992). Os padrões de expressão do gene homeobox, Hox-8,

no embrião de rato sugerem um papel na especificação da iniciação e forma dos dentes. Desenvolvimento 115:403-420.

69. Mina M, Kollar EJ (1987). A indução da odontogénese no mesênquima não dentário combinado com o epitélio inicial do arco mandibular murino. Arch Oral Biol 32:123-127.

70. Pittenger MF, Mackay AM, Beck SC, Jaiswal RK, Douglas R, Mosca JD, *et al.* (1999). Multilineage potential of adult human mesenchymal stem cells. Science 284:143-147.

71. Thesleff I, Sharpe P (1997). Redes de sinalização que regulam o desenvolvimento dentário. Mech Dev 67:111-123.

72. Thesleff I, Vaahtokari A, Partanen AM (1995). Regulação da organogénese. Mecanismos moleculares comuns que regulam o desenvolvimento dos dentes e de outros órgãos. Int J Dev Biol 39:35-50.

73. Miura, Masako, et al. "SHED: células estaminais de dentes decíduos esfoliados humanos". *Actas da Academia Nacional de Ciências* 100.10 (2003): 5807-5812.

74. . Cohen S, Burns RC, Hargreaves KM, Berman LH. Pathways of the pulp. 9th ed. China: Elsevier Mosby; 2006, 18.

75. Lanza R, Langer R, Vacanti JP. Principles of tissue engineering. 3ª ed. Estados Unidos da América: Academic press; 2011, 377-78.

76. Butler WT, Ritchie H. A natureza e o significado funcional das proteínas da matriz extracelular da dentina. The Int J of Dev Biol. 1995 Feb; 39(1):169.

77. Nakashima M, Akamine A. A aplicação da engenharia de tecidos à regeneração da polpa e da dentina em endodontia. J of Endod. 2005 Oct; 31 (10):711-8.

78. Lesot H, Smith A, Tziafas D, Begue-Kirn C, Cassidy N, Ruch J. Moléculas biologicamente activas e reparação de tecidos dentários: A comparative review of reactionary and reparative dentinogenesis with the induction of odontoblast differentiation in vitro (Review Paper). Cells and Mater. 1994 Apr; 4(3): 199-218.

79. Sonoyama W, Liu Y, Yamaza T, Tuan RS, Wang S, Shi S, et al. Caracterização da papila apical e das suas células estaminais residentes de dentes permanentes imaturos humanos: Um estudo piloto. J of Endod. 2008 Feb;34(2):166-71

80. Banchs F, Trope M. Revascularização de dentes permanentes imaturos com periodontite apical: Novo protocolo de tratamento? J of Endod. 2004 Abr; 30(4):196-200.

81. Lei AS. Considerações sobre os procedimentos de regeneração. J of Endod. 2013 Mar;39(3):S44-S56.

82. Huang GT, Sonoyama W, Liu Y, Liu H, Wang S, Shi S. O tesouro escondido na papila apical: o papel potencial na regeneração da polpa/dentina e na engenharia biorootécnica. J Endod. 2008;34:645- 651.

83. Hargreaves KM, Law AS. Endodontia regenerativa. Em: Hargreaves KM, Cohen S, editores. Pathways of the Pulp (Vias de acesso da polpa). 10.ª ed. St Louis, MO: Mosby Elsevier; 2011. pp. 602-619.

84. Sonoyama W, Liu Y, Yamaza T, Tuan RS, Wang S, Shi S, Huang GT. Caracterização da papila apical e das suas células estaminais residentes em dentes permanentes imaturos humanos: um estudo piloto. J Endod. 2008;34:166-171

85. Gronthos S, Mankani M, Brahim J, Robey PG, Shi S. Células estaminais pós-natais da polpa dentária humana (DPSCs) *in vitro* e *in vivo*. Proc Natl Acad Sci USA. 2000;97:13625-13630.

86. Reynolds K, Johnson JD, CohencaN. Revascularização da polpa de bicúspides bilaterais necróticos utilizando uma nova técnica modificada para eliminar a potencial descoloração coronal: um relato de caso. Int Endod J. 2009;42:84-92.

87. Mao JJ, Kim SG, Zhou J, Ye L, Cho S, Suzuki T, et al. Endodontia regenerativa: Barreiras e estratégias para a tradução clínica. Dent ClinNorthAm. 2012;56:639-49.

88. Sedgley CM, Botero TM. Células estaminais dentárias e suas fontes. Dent Clin North Am. 2012;56:549-61.

89. Sureshchandra B, Roma M. Regeneração da polpa dentária: Um mito ou um exagero. Endodontologia. 2013;13:139-54.

90. Abou Neel EA, Chrzanowski W, Salih VM, Kim HW, Knowles JC. Tissue engineering in dentistry (Engenharia de tecidos em medicina dentária). J Dent. 2014;B:915-28.

91. Yang JW, Zhang YF, Sun ZY, Song GT, Chen Z. Engenharia de tecido de polpa dentária com andaimes de fibroína de seda incorporados com bFGF. J Biomater Appl. 2015;30:221-9.

92. Galler KM. Scaffolds para regeneração e reparação pulpar. In: Goldberg M, editor. The Dental Pulp: Biology, Pathology, and Regenerative Therapies (Biologia, Patologia e Terapias Regenerativas). Alemanha: Springer; 2014. p. 252.

93. Inuyama Y, Kitamura C, Nishihara T, Morotomi T, Nagayoshi M, Tabata Y, et al. Efeitos da esponja de ácido hialurónico como suporte na linha de células odontoblásticas e na polpa dentária amputada. J Biomed Mater Res B Appl Biomater. 2010;92:120-8.

94. Tan L, Wang J, Yin S, Zhu W, Zhou W, Cao Y, et al. Regeneração de tecido semelhante a polpa de dentina usando uma técnica de engenharia de tecido injetável. RSC Adv. 2015;5:59723-37.

95. Yuan Z, Nie H, Wang S, Lee CH, Li A, Fu SY, et al. Seleção de biomateriais para a regeneração de dentes. Tissue Eng Part B Rev. 2011;17:373-88.

96. Blitterswijk C, Thomsen P. Tissue Engineering (Engenharia de Tecidos). London: Academic Press; 2008.

97. Sakai VT, Zhang Z, Dong Z, Neiva KG, Machado MA, Shi S, et al. SHED diferenciam-se em odontoblastos funcionais e endotélio. J Dent Res. 2010;89:791-6.

98. Horst OV, Chavez MG, Jheon AH, Desai T, Klein OD. Investigação de células estaminais e biomateriais na engenharia e regeneração de tecidos dentários. Dent Clin North Am. 2012;56:495-520.

99. Sharma S, Srivastava D, Grover S, Sharma V. Biomateriais na engenharia de tecidos dentários: A review. J Clin Diagn Res. 2014;8:309-15.

100. Garg T, Bilandi A, Kapoor B, Kumar S, Joshi R. Scaffold: Engenharia de tecidos e medicina regenerativa. Int Res J Pharm. 2011;2:37-42.

101. Khanna-Jain R, Mannerstrom B, Vuorinen A, Sàndor GK, Suuronen R, Miettinen S. Diferenciação osteogénica de células estaminais da polpa dentária humana em andaimes tridimensionais de fosfato tricálcico/poli (ácido l-lático/caprolactona). J Tissue Eng. 2012;3:1-11.

102. Gathani KM, Raghavendra SS. Scaffolds em endodontia regenerativa: Uma revisão. *Jornal de Investigação Dentária*. 2016;13(5):379-386.

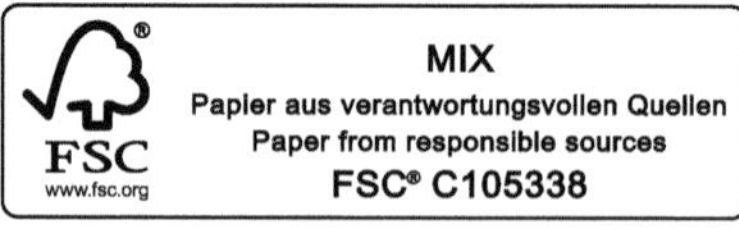

Printed by Books on Demand GmbH, Norderstedt / Germany